DISTÚRBIOS DE LINGUAGEM E TEATRO

Dados Internacionais de Catalogação na Publicação (CIP)
(Câmara Brasileira do Livro, SP, Brasil)

Tonezzi, José
Distúrbios de linguagem e teatro: o afásico em cena / José Tonezzi. — São Paulo : Plexus Editora, 2007.

Bibliografia.
ISBN 978-85-85689-84-1

1. Afasia 2. Afásicos – Linguagem 3. Distúrbios da linguagem 4. Fonoaudiologia 5. Neurolingüística 6. Teatro I. Título.

07-7471   CDD-362.1968552

Índices para catálogo sistemático:

1. Afásicos e teatro : Bem-estar social   362.1968552
2. Teatro de afásicos : Bem-estar social   362.1968552

Compre em lugar de fotocopiar.
Cada real que você dá por um livro recompensa seus autores
e os convida a produzir mais sobre o tema;
incentiva seus editores a encomendar, traduzir e publicar
outras obras sobre o assunto;
e paga aos livreiros por estocar e levar até você livros
para a sua informação e o seu entretenimento.
Cada real que você dá pela fotocópia não autorizada de um livro
financia o crime
e ajuda a matar a produção intelectual de seu país.

JOSÉ TONEZZI

DISTÚRBIOS DE LINGUAGEM E TEATRO

O AFÁSICO EM CENA

DISTÚRBIOS DE LINGUAGEM E TEATRO
O afásico em cena
Copyright © 2007 by José Tonezzi
Direitos desta edição reservados por Summus Editorial

Editora executiva: **Soraia Bini Cury**
Assistentes editoriais: **Bibiana Leme e Martha Lopes**
Capa: **Gabrielly Silva**
Projeto gráfico: **Raquel Coelho/Casa de Idéias**
Diagramação: **Raquel Coelho/Casa de Idéias**
Crédito da Foto: **Gea Drumbl**

Plexus Editora
Departamento editorial:
Rua Itapicuru, 613 – 7º andar
05006-000 – São Paulo – SP
Fone: (11) 3872-3322
Fax: (11) 3872-7476
http://www.plexus.com.br
e-mail: plexus@plexus.com.br

Atendimento ao consumidor:
Summus Editorial
Fone: (11) 3865-9890

Vendas por atacado:
Fone: (11) 3873-8638
Fax: (11) 3873-7085
e-mail: vendas@summus.com.br

Impresso no Brasil

Para Benedito, Francisca e Gabriel.

À Ana Lúcia Túbero, pela constante parceria.
À professora Ana Luiza Smolka, pela sóbria
e pertinente interlocução.

Aos professores Carmen Lúcia Soares, Márcio Aurélio Pires de
Almeida e Sylvia F. Machado, pela importante cooperação.

A toda a equipe do CCA-Unicamp, pelo tempo
e experiências divididas.

E, muito especialmente, aos integrantes do Centro de Convivência
de Afásicos, pela generosidade, brilho e talento com que se
prestaram ao trabalho. Graças a eles todo um projeto
acadêmico, de vida e de trabalho tornou-se possível.

"[...] Histórias, parecidas, parecidas, com eu, com ele, parecidas... mas própria, cada um é própria! Por que essa particularidade? Porque as pessoas são diferentes! Diferentes!"

(Clóvis, integrante do grupo de afásicos)

SUMÁRIO

Prefácio 11
Apresentação 15
Introdução: por que um teatro com afásicos? 21

Ato 1
   Dos caminhos 29
      Travessias 29
      Trilhas urbanas 31

   Dos encontros 39
      Primeiros olhares 39
      Das práticas cotidianas 47

   Dos corpos 57
      O corpo, este objeto 57
      O corpo, este significante 64

Ato 2
   Da arte 75
      Das formas da Arte 75
      Do drama e seus sentidos 80
      A dramaturgia como pressuposto 88

   Do ato 97
      De atores 97
      De afásicos 105

Conclusão **115**
Personagens **121**
Referências bibliográficas **127**

PREFÁCIO

Versão vinda a público de dissertação de mestrado, este livro de José Tonezzi traz ao leitor e à leitora, de maneira detalhada, os aspectos teóricos e metodológicos de um trabalho pioneiro entre nós, fruto de anos de pesquisa e experiência do autor com pessoas afásicas que freqüentam o Centro de Convivência de Afásicos, espaço de interação de pessoas afásicas e não afásicas ligado ao Laboratório de Neurolingüística do Instituto de Estudos da Linguagem (IEL), da Universidade Estadual de Campinas (Unicamp).

As afasias são, em termos gerais, problemas de linguagem decorrentes de lesão cerebral que afetam pessoas até então sem queixas (pelo menos, sem queixas de ordem neurológica) com relação às suas condições lingüístico-discursivas. Considerando o papel da linguagem (oral e escrita) em praticamente todas as esferas de nossa completa vida social, não é difícil imaginar a série de questões (pessoal, profissional, emocional etc.) com que depara a pessoa que se encontra afásica. Não é difícil imaginar, ainda, as tantas alternativas e recomposições que se lhe colocam como desafios para continuar se comunicando e atuando no mundo da melhor forma possível. Por dizer respeito ao que de mais caro o homem conquistou ao longo dos tempos, isto é, a linguagem e seu caráter sociocognitivo, não é difícil imaginar também toda sorte de injunções relacionadas com as afasias, da qual o preconceito e o isolamento social são as mais evidentes, ao lado do esforço levado a cabo pelo afásico para se comunicar e fazer valer seu direito à expressão. Nesse sentido é que afirmamos, em outra oportunidade, que "a afasia não pode ser entendida apenas como um problema de linguagem ou de saúde, ela é uma questão social e enquanto tal deve ser encarada" (Morato et al., 2002, p. 12).

Não é raro, além disso, que as afasias, por derivarem de afecções cerebrais, sejam acompanhadas por outras complicações neurológicas que podem, de uma maneira ou de outra, incorrer em desafios ainda maiores para a pessoa afásica e seu entorno social: são dificuldades gnósicas, práxicas e motoras. Contudo, é mesmo a linguagem, e todos os processos que lhe são afeitos, o que está a representar, com maior ou menor magnitude, uma nova relação da pessoa com o modo de apreender e comunicar estados e coisas do mundo, seja para si mesma, seja para outrem.

Ainda que a comunicação humana seja mesmo cheia de percalços de várias ordens, as afasias, por suas implicações psicossociais, não deixam de nos fornecer elementos para questionar parâmetros culturais cristalizados e idealizados a respeito da linguagem e do corpo; para recusar distinções abissais e a-históricas entre o normal e o patológico; para colocar em xeque algumas de nossas "vontades de verdade" a respeito do cérebro e da mente. As afasias nos colocam em contato mais frontal com uma face tão cotidiana quanto temida da linguagem: a possibilidade de não-comunicação, de silêncio, de imprecisão, de incompreensão.

Não é de hoje que o teatro, mais do que uma "ponte entre a arte e a vida", como dizia Patrícia Galvão, a Pagu, ajuda-nos a estender os limites e os alcances de nossas possibilidades de compreender e expressar o mundo. Aproxima e nos faz ver com densidade as relações entre linguagem e corpo, reflexão e ação, real e imaginário, subjetividade e intersubjetividade, significação verbal e significação não verbal etc.

Partindo de elementos pedagógicos de cunho sociointeracionista e de um conjunto de pressupostos estéticos próprios do trabalho teatral dirigido a não-atores, pautado sobre a reflexão em torno da relação estreita entre o cotidiano e o imaginário, o trabalho de José Tonezzi bem expressa os desafios que marcam a trajetória dos que atuam na inter-relação de vários campos do conhecimento (a pedagogia, as artes cênicas, as neurociências, a lingüística). Marca também uma perspectiva não normativista e não patologizante com relação às afasias e às pessoas afásicas. No limite, marca um gesto de aproximação do olhar pedagógico e estético com o terapêutico, lembrando que um dos sentidos que podemos extrair deste último termo é precisamente uma idéia de reflexão conjunta.

Ao ampliar, por um lado, os limites de uma perspectiva mais essencialmente pedagógica, e ao explorar, por outro, a estética teatral com não-atores afásicos, a proposta de trabalho de Tonezzi deixa-se impregnar pelo espetáculo que constitui a comunicação humana, em relação à qual processos de significação não verbais (como gestos corporais, expressão fisionômica etc.), cumpre assinalar, não surgem como meros coadjuvantes da linguagem. Antes, ocorrem em relação a ela de maneira solidária, integrada e dinâmica, em meio a várias atividades expressivas e interpretativas de que nos valemos para significar em inúmeras práticas simbólicas, em inúmeros rituais sociais.

A meu ver, a proposta de trabalho de Tonezzi com pessoas afásicas, ao explorar a estética teatral com base em um conjunto de pressupostos teóricos fundados no caráter sociocultural de vários processos de significação em jogo na comunicação humana, encontra o veio mais profícuo: a afasia não apenas limita, mas projeta o sujeito para os desafios constantes do exercício da comunicação, valorizando o cotidiano e refletindo esteticamente sobre ele. Por esses motivos, creio que esta obra há de interessar tanto àqueles que se debruçam sobre a "ponte" entre a arte e a vida aludida antes (o teatro), quanto àqueles que se pautam profissionalmente pelo enfrentamento terapêutico das afasias.

Ao leitor e à leitora fica, ainda, o prazer da descoberta dos ganhos heurísticos dessa instigante interlocução entre a ciência e a arte com a qual o autor, de acordo com recursos metodológicos explorados em seu trabalho de expressão teatral com pessoas afásicas, abre, colocando-nos diante de um leque de questões teóricas e práticas não apenas pertinentes, como também altamente promissoras.

Edwiges Maria Morato
Laboratório de Neurolingüística
Departamento de Lingüística
Instituto de Estudos da Linguagem – Unicamp
Setembro de 2007

APRESENTAÇÃO

Cena: Afasia[1]
Clóvis: *O que é afasia? Ela perguntô[2]: "O que é afasia?".*
Investigador: *A primeira pergunta é: "O que que é afasia?", né? O que ela falou?*
Clóvis: *Ela sabe o que que é afasia, então ela escreveu: "É a dificuldade de se expressar".*
Investigador: *O que que você achou dessa resposta?*
Clóvis: *Achei boa! Porque-porque ela disse que tem que...* (ininteligível por baixa intensidade)... *porque afásico tem vá-vários graus de afásico, né? Tem vários graus: tem afásico é-é... fica mudo, né?*
Investigador: *É!*
Clóvis: *É afásico! Fala pouco, é afásico! Fala muito, é afásico! (Riem)... aí tem problema de expressá! Isso que é afásico.*

---

[1] A fim de preservar a identidade das pessoas, seus nomes foram substituídos. Os diálogos baseiam-se nas transcrições da fonoaudióloga Ana Lúcia Túbero.

[2] O autor optou por não editar e corrigir as falas dos personagens a fim de retratar sua linguagem com fidelidade.

A presente reflexão intenta servir como aporte a profissionais e estudiosos de áreas diversas, como a saúde, a educação e as artes, que tenham por propósito inovar, diversificar ou aprofundar suas atividades. O programa busca favorecer o reconhecimento e a reorganização gestual do sujeito cérebro-lesado, por meio de um constante exercício de representação e reflexão baseado em suas atividades e atitudes cotidianas, sendo este o principal eixo da investigação.

Os diálogos e atos aqui referidos têm como palco o Centro de Convivência de Afásicos (CCA) da Unicamp, o que torna necessário que se discorra um pouco sobre sua história. O CCA funciona nas dependências do Instituto de Estudos da Linguagem (IEL) da Universidade Estadual de Campinas (Unicamp), e é fruto de um convênio estabelecido em 1989 entre o Departamento de Lingüística e o de Neurologia. Para o desenvolvimento do trabalho ali oferecido, uma equipe interdisciplinar, que reúne profissionais de diversas áreas (lingüística, fonoaudiologia, educação física, psicologia, artes cênicas etc.), realiza sessões individuais e coletivas com os integrantes de um grupo de afásicos, oferecendo ainda orientação e acompanhamento a seus familiares. Todas as atividades de assistência clínica e de pesquisa são coordenadas pelas professoras Maria Irma Hadler Coudry e Edwiges Maria Morato, do IEL.

O trabalho de expressão teatral com os integrantes do Centro iniciou-se em março de 1996, quando sessões semanais passaram a ser ministradas, tornando-se o ponto de partida para a pesquisa que apresentei em minha dissertação de mestrado. Considerando que a lesão cerebral pode afetar tanto as atividades discursivas quanto a sua relação com outros processos cognitivos (percepção, memória, atenção, gestualidade) e ações simbólicas, o programa visa contribuir, efetivamente, para a ampliação dos parâmetros de expressividade e de comunicação verbal e não verbal dos participantes.

No decorrer do processo, foi possível perceber o uso de atividades teatrais como prática formativa, que somasse ao exercício estético do teatro uma instrumentalização técnica capaz de permitir ao praticante a utilização integrada de seus recursos perceptivos, proprioceptivos e expressivos. Lugar apropriado para a intersubjetividade, a arte do teatro é, por isso mesmo, uma atividade instrumentalizável por natureza, pois que constituída de signos e impressões compartilháveis entre espectadores e atores. Abrigando a *mímesis* como um de seus principais recursos, a cena contribui, de forma inexeqüível, à formação e à reafirmação da individualidade, uma vez que, dessa forma, abrange vínculos mútuos entre o indivíduo e os modelos sociais.

Valendo-me desse entendimento, iniciei minhas atividades no CCA com o firme propósito de buscar uma intersecção da arte de representar e sua inserção no contexto de pessoas que haviam tido o comportamento, a estrutura corporal e/ou a relação com o mundo alterados em função de um lesionamento parcial do cérebro, visando favorecer sua capacidade de expressão, reconhecimento e reorganização gestual.

Numa referência ao próprio sentido de junção dos termos "*éthos*" (escolha) e "*dianóia*" (pensamento), que classicamente constituem a ação da personagem, e aproveitando a denominação tradicional dada às divisões externas de uma peça, decidi dividir o livro em duas partes, ou *atos*. Na primeira delas, há uma narrativa de percursos, um breve relato em primeira pessoa das circunstâncias que trouxeram alguns dos integrantes às condições em que viviam naquele momento e também de meu percurso teatral, no qual algumas questões já se colocavam desde minha primeira incursão pelo chamado "teatro engajado". Trata-se da evocação de momentos vividos em direção à instância de nosso encontro.

A seguir, são tratados os contatos e as primeiras experiências no Centro de Convivência de Afásicos, quando eu já atuava profissionalmente como ator e diretor teatral. Nesse momento, permito-me um breve aporte sobre a evolução e as variações que o uso do corpo vai assumindo no correr da história. A intenção de realizar, ainda que de maneira sucinta, essa reflexão sobre o corpo dá-se sobretudo como parâmetro para o que se aborda em seguida: sua inserção no espaço de representação.

De outro lado, a transposição da preparação corporal, intrínseca ao trabalho do ator, para um âmbito patológico vale-se da ampliação do conceito que historicamente se imputou ao termo "corpo cênico", compreendido pelo que se deve expor e exibir em condições preestabelecidas, comunicando e significando algo. Trata-se, portanto, de um pressuposto indispensável para as formulações sobre o processo de criação e a relação dramatúrgico-corporal exercida pelos integrantes do grupo. Algumas concepções tradicionais de arte complementam o pensamento, traçando, enfim, a opção em assumir a *dramaturgia* como premissa para uma efetiva sistematização do trabalho com o grupo. Mostra-se também necessário assumir uma perspectiva histórico-cultural com respeito ao papel e à intervenção que o teatro exerce na vida dessas pessoas. Portanto, uma revisão do conceito tradicional de "ator" será necessária para que se percebam os efetivos resultados e possibilidades do trabalho.

No desenvolvimento do projeto, diversas oportunidades de divulgação e intercâmbio foram surgindo. Além de encontros ocorridos no Brasil, como o Congresso Internacional da Associação Brasileira de Lingüística (Abralin) (2003), o Grupo de Estudos Lingüísticos (GEL) (2000 e 2002) e o Encontro Internacional de Educação Somática (2001), pude expor nossas atividades no IV Congreso y Festival Internacional de Teatro de Personas con Discapacidad, na Espanha (1999), e na Conference: Gestures: Meaning and Use, em Portugal (2000). Em tais eventos, foram de grande importância o contato e o reconhecimento de grupos e profissionais que vêm atuando com diversos tipos de deficiência por meio da utilização da linguagem dramática, ou seja, tanto de elementos teatrais como de encenações colocados como instrumento de auxílio na recuperação e reinserção social dos participantes.

Além da amplitude já alcançada pelo uso do teatro no âmbito das deficiências, foi possível, em tais encontros, perceber o quanto ainda se pode avançar em questões que dizem respeito aos direitos do deficiente. E também quanto à autonomia possível a ser conquistada por ele, visto que isso não significa apenas um espaço a ser concedido pela sociedade que o tem, na maior parte das vezes, como um dependente. Significa dizer que a conquista dessa autonomia está intrinsecamente ligada ao conceito que se tem de cidadania, em que o indivíduo ou grupo assume a sua condição de agente e parte para a conquista e ocupação de um espaço social, que deve ser reconhecido e garantido legalmente. Para isso, entretanto, é preciso considerar determinadas questões socioculturais, que não apenas possibilitarão que o reconhecimento desse espaço se dê, mas também servirão de estímulo a que o chamado "deficiente" assuma a atitude de ocupá-lo, abandonando certos preceitos nos quais ele próprio se vê como naturalmente dependente e, portanto, incapaz.

Introdução

POR QUE UM TEATRO COM AFÁSICOS?

Na realidade, o que eu gosto, sobretudo, é usar as pessoas por aquilo que elas são: às vezes, não sabem aquilo que têm, e é belo descobri-lo juntos.

Pina Bausch (1991, p. 15)[3]

É mais que reconhecida a capacidade de adaptação presente no corpo e na mente humana. É também sabido que muitos dos caminhos percorridos pelo nosso cérebro para responder a novas necessidades permanecem ainda um mistério. Assim, sempre que um novo procedimento se coloca em favor de compreender ou auxiliar os processos de investigação que, de alguma maneira, incidem sobre o corpo e o cérebro humano, pode evidentemente ser visto com certa reserva, mas nunca sem alguma expectativa.

---

[3] Tradução livre do autor.

Convivendo com afásicos nesses anos todos percebi o quanto podemos, todos nós, colaborar e avançar nos chamados "tratamentos" até aqui realizados, se atentarmos um pouco mais para nós mesmos. Com a presente reflexão, gostaria de chamar a atenção para o entendimento de que, na verdade, a afasia como patologia pode não ser uma mera invenção médica, mas sim, e especialmente, social. Isso só faz evidenciar o que, de alguma forma, está contido em nosso dia-a-dia e acaba por inserir-se em nosso íntimo, materializando talvez um de nossos maiores fantasmas: o estigma. Pois que não é outra coisa senão o que receamos quando nos damos conta de uma condição, de uma deficiência ou de um isolamento assim tão próximo e possível. Mais do que uma patologia, a afasia talvez seja uma das maiores evidências de nossa falibilidade, uma vez que exacerba o que de mais condenável há nos dias de hoje, quando o parecer saudável significa estar bem. E isso ganha sentido, sem dúvida nenhuma, num contexto social.

No caso da afasia, qualquer perspectiva de "melhora" se dará com base na capacidade do sujeito em conviver com o problema, postura que incide e se configura basicamente no âmbito do que denominamos relação social. Se concordarmos que o homem é um agregado de relações sociais incorporadas num indivíduo (cf. Vygotsky, 2000), e que o acesso ao estado de sociedade é o que faz de um ser *natural* um ser humano, ou seja, um ser cultural, então estaríamos admitindo que essa melhora é relativa, passando antes por uma sensação de bem-estar, de maneira nenhuma limitada a uma questão biológica ou individual mas, ao contrário, implicando e estimulando a elaboração de novas práticas de relação com o mundo.

No âmbito do teatro, em que muitos criadores deram sua contribuição na abordagem de temas neurológicos, o que em si é de grande soma, talvez caiba dizer que dar vez ao patológico pode ser mais do que lhe dar voz num contexto estético ou lúdico. O teatro pode ser essa ponte entre vida e arte, ao longo da qual estará o sentido maior para um trabalho como esse, que solicita do sujeito uma ação concreta de observação, assimilação e intervenção, qualidades intrínsecas ao fazer teatral. Nesse espaço, será possível ao indivíduo encontrar-se consigo mesmo, ou seja, com o "nós" que nele habita. Ser social que é, o homem será capaz de perceber aqui os tantos outros que compõem o seu "eu". Essa talvez seja a principal contribuição e o ensinamento que o teatro pode dar em qualquer circunstância.

No decorrer do texto, será possível constatar que os modelos tradicionais de ator, dramaturgia e espectador são incapazes de responder às questões surgidas. Assim, foi preciso recorrer a um novo estatuto para tais funções, estabelecido no século XX, que conseguirá ampliar seu sentido e, conseqüentemente, suas possibilidades. No caso do ator, não mais restrito a uma função exclusivamente mimética ou de alteridade, lhe serão incorporadas significações em que a perspectiva cultural passa a ter papel fundamental. Ou seja, diante das novas situações de expressividade e comunicação que surgem na arte contemporânea, será necessário alterar e redimensionar as tradicionais características da função de ator, apontando as renovadas possibilidades que se apresentam. Isso dita a necessidade de uma nova denominação, o que gera a terminologia *performer*, aquele que necessariamente não representa um outro, mas *é* ele mesmo.

A dramaturgia também renova o seu sentido de acordo com o entendimento de *texto* como algo aliado à ação, e não mais como resultado unicamente literário e prévio, resultante da imaginação de um único autor. E, para o espectador, se faz importante um estatuto que o alce a um patamar condizente com as novas funções para as quais é chamado. Significa que ele deixa de ser tido como mero receptáculo, elemento previsível e a reboque de uma invariável gama de signos estabelecidos pela cena, para transformar-se num grande processador das informações que lhe chegam, capaz de fazê-las se ressignificarem para si com base em uma perspectiva histórica e cultural.

As atividades teatrais realizadas com pessoas cérebro-lesadas, mais do que imitar as chamadas regras do comportamento virtuoso com raízes na beleza moral[4], devem orientar-se preferivelmente no sentido de perceber quais as alternativas válidas, quaisquer que sejam elas, para a superação de suas dificuldades expressivas e comunicativas. Nem que isso signifique o uso e a apropriação de meios que rompam com os códigos de etiqueta, tão caros a uma sociedade que se quer "do bem" e faz da inclusão uma mera *concessão* ao diferente, o que decorre em sua pseudo-integração.

É bom lembrar que afásicos são pessoas, têm suas vidas com seus afazeres, preocupações e experiências diversas com a linguagem. E, antes de qualquer anormalidade, apresentam-se como cidadãos comuns que, na maioria dos casos,

---

[4] Cícero afirma que a "beleza moral" é composta de quatro virtudes: *scientia*, o discernimento do verdadeiro, a prudência e a sabedoria; *beneficientia* ou *liberalitas*, o ideal de justiça que impele a dar a cada um o que lhe é devido e a respeitar os contratos, para salvaguardar os vínculos sociais; *fortitudo*, a força e a grandeza da alma, que inspiram o desprezo às coisas humanas; e *temperantia* ou *modestia*, que consiste em "cumprir e pronunciar toda palavra com ordem e medida" (*apud* Sant'Anna, 1995, p. 144).

quase nunca tiveram antes uma experiência estética, seja na sua realização ou na sua apreciação. Além disso, da afasia se pode extrair uma possibilidade de ator social, na qual a representação da representação, compartilhada em um grupo, permite uma intervenção do sujeito no seu dia-a-dia. Ponte entre vida e arte significa, portanto, um caminho de mão dupla, em que se reconhece que a prática artística pode também atuar sobre a vida.

De fato, talvez seja esta a grande vantagem nesse encontro entre teatro e afasia. Uma cooperação possível, considerando as características de ambos que, no fundo, acabam complementares. Afinal, é de *pathos*, é de linguagem e é sobretudo de espetáculo que tratamos quando falamos aqui de teatro e de afasia.

ATO 1

Dos caminhos

TRAVESSIAS

Cena 1

Clóvis: *Eu ti- eu ti-, eu tive derrame cerebral, é-o-é-o , gerô a afasia, e eu não falava nada, né? Lembra?*
Investigador: *Lembro, claro!*
Clóvis: *Eu não falava nada! É-é-é- eu acho que eu em cinco minutos deu esse problema!*
Investigador: *Como assim, Clóvis?*
Clóvis: *Eu subi... às seis horas da manhã, né? Eu agüei as planta tudo, fui dormi, aí-aí-aí eu tive derrame cerebral! Mas eu acordei às oito horas, era questão de minutos!*
Investigador: *Cê foi dormi às seis da manhã e acordô às oito?*
Clóvis: *Às oito! Tentei acordá, tentei acordá, tentei acordá duas horas que eu tinha...*
Investigador: *Acordô afásico?*
Clóvis: *Já era! Eu não falava nada, demorô três meses pra eu falá alguma coisa.*

Cena 2

Investigador: *Fala, seu Edson!*
Edson: *Ban: ...co. É ... São Paulo! Ah ...*
Investigador: *O senhor tava em São Paulo?*
Edson: *É... o. Ban:co...*
Investigador: *No banco?...*
Edson: *É, de... do... Brasil!*
Investigador: *No Banco do Brasil...*
Edson: *É... o...*
Investigador: *Quando aconteceu?*
Edson: *Ah, ah...*
Investigador: *Aí o senhor também teve um derrame?*
Edson: *Não!*
Investigador: *O senhor desmaiou? O senhor desmaiou, foi isso, né?*
Edson: *Ou! ...*

Cena 3

Investigador: *Você também, Zé Carlos?*
José Carlos: *Foi...*
Investigador: *Foi uma surpresa, você teve o derrame, não tinha uma história de estar doente e tal... você foi...*
José Carlos: *Almoço.*
Investigador: *Tava almoçando.*
José Carlos: *Saquê, né?*
Investigador: *Tava tomando saquê?*
José Carlos: *É! Aí tava comendo...*
Investigador: *Tava comendo? Tranqüilo?*
José Carlos: *Foi a... o... sofá, cinco, seis, de repente, é... caiu!*
Investigador: *De repente caiu?*
José Carlos: *...*

Investigador: *Aí já foi pro hospital?*
José Carlos: *Hospital...*

Cena 4

Investigador: *Cê se lembra, Silvia, como que aconteceu com você? Você também sofreu um derrame? Como foi?*
Silvia: *Tava na roça, né? Aí aconteceu!*
Investigador: *Com'é que aconteceu? Cê lembra?*
Silvia: *Não!*
Investigador: *Aí depois cê foi pro hospital?*
Silvia: *Foi!*

TRILHAS URBANAS

Influenciado pela televisão, por muito tempo vi o trabalho do ator limitado ao estilo que, desde sempre, caracterizou a quase-totalidade das novelas brasileiras, com histórias açucaradas e interpretações pretensamente próximas do real. Além dos modismos que as novelas normalmente têm o poder de perpetrar, algo que me chamava muito a atenção: a maneira como aqueles rostos estampados na tela, por meio de suas vozes e gestos, eram capazes de nos deixar a todos entusiasmados e perplexos, como hipnotizados diante dos acontecimentos que se iam desfilando a nossa frente. Via naquelas imagens o que acreditava ser o espaço onde habitavam os atores, os personagens e as histórias e, movido pelo desejo, me apresentei o firme propósito de encontrar o caminho que me levasse a fazer parte daquele mundo.

Mais tarde, numa de minhas primeiras experiências como amador, num auto de Natal, pude experimentar aquele estranho poder por meio dos efeitos causados pela cena sobre o espectador. Lembro-me de que o ponto alto, para nós, foi constatar que as pessoas haviam se emocionado no decorrer da apresentação. Algum tempo depois, eu atuava num grupo cujo objetivo era a reflexão, por meio da cena, sobre a realidade em que o país vivia. Obviamente, nessa época minhas ações no âmbito estético eram movidas muito mais pela intuição do que por conhecimentos ou uso de recursos técnicos. As peças eram, na verdade, roteiros que serviam de pretexto para um discurso de inconformismo. Foi então que tive o primeiro acesso à teoria do teatro, principalmente aos postulados de Bertolt Brecht (1898-1956), diretor e dramaturgo alemão, e do brasileiro Augusto Boal (1931-).

Partindo de realidades e épocas bem distintas, ambos acabam estimulados por necessidades e sentimentos muito parecidos. Diferenciando-se basicamente pela estética proposta, postulam procedimentos calcados na luta de classes e combatem a desigualdade social. Enquanto Brecht convive, na Alemanha, com um dos momentos de maior convulsão política e social da história do mundo, Boal encontra no Brasil uma realidade imposta e controlada, em que qualquer reação era reprimida e minimizada em suas conseqüências. Por meio de seu teatro, ele vai compor justamente mais uma dessas reações que na época se fazia contra o regime militar.

Algum tempo depois, dei-me conta de que, embora calcados em poéticas e sistemas densamente elaborados, estava ali uma variação do que se pode chamar *teatro aplicado*, ou seja, a utilização dos preceitos e dos elementos constitutivos da cena para fins e objetivos previamente elaborados. No caso, buscava-se transformar, ou pelo menos questionar, a realidade vivida, em concordância com o que afirma Mounier (1981, p. 22): "Uma encenação não poderia jamais ser apenas uma exibição, não pode nunca ser fortuita, a inocência não é do feitio da arte". Com relação à intersecção de áreas e interesses no âmbito do teatro, creio que sempre ocorrem, não sendo possível uma arte pretensamente neutra, uma vez que não há, por parte de nenhuma estética ou estilo, uma completa isenção de fins.

Já a descoberta, em seguida, dos experimentos e enunciados do russo Constantin Stanislavski (1863-1938) pôs-se como outro marco em minha trajetória. E isso não por acaso, pois, por décadas, Stanislavski foi tido, no Brasil, como contraponto de Brecht (ou vice-versa). Seus enunciados apregoariam o que por muito tempo se convencionou chamar *teatro psicológico, interior, emocional*, ao contrário do de Brecht, que seria não emotivo, externalizado, épico. Tal equívoco tem origem já na tradução dos textos de Stanislavski para o Ocidente, quando entre um volume e outro[5] passaram-se mais de uma década, o que contribuiu para profundos mal-entendidos. O fato é que, para muitos estudiosos, o primeiro livro jamais deveria ser considerado isoladamente, sem um acesso ao segundo (na verdade, um complemento), que já estava pronto na época da tradução do primeiro para o inglês. Stanislavski sempre havia sido, na verdade, um inquieto homem de teatro, e seus escritos retratavam suas preocupações de momento, sendo, portanto, reflexos de sua dinâmica e incessante busca.

Porém, até que a verdade se impusesse, perdurou por muito tempo, ainda depois da publicação do segundo livro, a idéia de que o "método" stanislavskiano baseava-se num processo de mão única, o trabalho de internalização, ao contrário da teoria brechtiana, dita de externalização. Mesmo que em linhas

---

[5] Respectivamente, *An Actor Prepares* (Theatre Arts Inc., 1936) e *Building a Character* (Theatre Arts Inc., 1949).

gerais isso pareça óbvio, na verdade ambos os conceitos são extremamente superficiais, para não dizer equivocados.

Não caberia aqui uma análise sobre o assunto, mas é interessante como me é forte a lembrança desse pensamento que, na época, se propalava. Tratava-se de dois estilos, duas escolas, e, ao ator, parecia não ser dado mais do que duas opções de atuação: ou ele seria stanislavskiano ou brechtiano. No primeiro caso, seria um sujeito intuitivo, capaz de trabalhar e percorrer os sentimentos, trazendo-os à tona a fim de emocionar a platéia. No segundo, era o ator da "nova era", racional, frio condutor do olhar do espectador, levando-o conscientemente aos embates e às reflexões propostas pela cena. Mas é o próprio Brecht quem esclarece: "Grande parte das afirmações que tenho feito sobre questões de teatro não têm sido devidamente interpretadas, ao que vejo [...] A nova orientação que se exige do ator não é uma operação fria, mecânica; o que é frio e mecânico não se coaduna com a arte, e esta nova orientação é, justamente, de natureza artística" (Brecht, 1978, p. 207-9).

O fato é que, para mim, foi um avanço razoável o contato com o pensamento e a prática de Stanislavski. Se os enunciados de Brecht serviam de embasamento ao tipo de trabalho que eu realizava, e se encaixavam sobremaneira ao momento político vivido pelo nosso país havia décadas, era o diretor russo quem parecia apontar algo que então me encantava: o preenchimento e a justificativa interna para as ações. Numa perspectiva mais ampla, entendo hoje que o que me seduziu foi, na verdade, a idéia de uma efetiva investigação sobre a arte do ator. Isso porque, em minha compreensão, Brecht focava basicamente o contexto em que se situava a ação, passando ao largo de um concreto exercício investigativo sobre o trabalho orgânico e psicoafetivo dos atores.

Movido por ideais políticos, cheguei a verticalizar alguns procedimentos relativos à teoria teatral de Bertolt Brecht, sobretudo no que diz respeito a seu *teatro didático*[6], forma teatral que privilegia a condução do olhar do espectador sobre os embates de poder e manipulação de um indivíduo sobre outro ou de uma classe social sobre outra. Na verdade, Brecht já preconizava aí a utilização de recursos que visam o que chamaria "distanciamento" do espectador em relação à cena, ao contrário de um possível envolvimento emocional, como era comum ao tipo de teatro que criticava e que, no entanto, é o que parecia predominar em seu tempo. Tais recursos têm como principal característica uma interrupção constante no fluxo da cena, evitando, com isso, a identificação e o envolvimento emocional do espectador, abarcando procedimentos no âmbito da dramaturgia, da encenação e, em especial, da atuação.

Na prática, fui percebendo a instrumentalização que se pode fazer do teatro. Entendi que a arte dramática possui características específicas, como o contato direto entre atores e espectadores, a possibilidade de criação e abstração conjunta por parte deles, o que permite a identificação de necessidades, vivências e/ou objetivos comuns. E essa identificação só será possível se houver, por parte da cena, a utilização de signos passíveis de serem traduzidos, permitindo então um diálogo de impressões, uma vez que não apenas o espectador se comporta de acordo com aquilo que percebe na cena, mas também esta sofrerá interferência em seu andamento na medida em que, da mesma maneira, os atores percebem a reação do público. Seja um teatro de maior cunho didático, épico ou

---

[6] "É didático todo teatro que vise instruir o seu público, convidando-o a refletir sobre um problema, a compreender uma situação ou a adotar uma certa atitude moral ou política" (Pavis, 1996, p. 372).

não, ele sempre precisará da cumplicidade e/ou do testemunho de uma assistência:

> Há somente uma diferença relevante entre o teatro e o cinema. O cinema projeta numa tela imagens do passado. Como é isto que a mente faz para si própria por toda a vida, o cinema parece intimamente verdadeiro. É claro que não é nada disso – trata-se de uma extensão agradável e divertida da irrealidade da percepção cotidiana. O teatro, por outro lado, sempre se afirma no presente. É isto que pode torná-lo mais real do que o fluxo normal de consciência. E é também isto que pode torná-lo tão perturbador. (Brook, 1970, p. 103)

Para mim, foram restando claras as diversas possibilidades de uso e prática do teatro como um forte instrumento de apontamento e reflexão sobre a chamada realidade social, e isso se refletiu e intensificou-se em alguns de meus trabalhos com movimentos populares e instituições de classe. Ao mesmo tempo, porém, chamava-me a atenção o quanto se pode, por meio do lúdico e do jogo presentes nas atividades teatrais, adentrar (ou mesmo interferir) o universo individual das pessoas. O que ainda não havia percebido é que tais procedimentos, aparentemente isolados, já implicam na verdade ações eminentemente sociais. Tal fato se faz claro, hoje, cada vez que me proponho dirigir um grupo de atores e, principalmente, dar um curso, seja ele promovido pelo Estado, por escolas particulares de primeiro e segundo graus, por escolas de teatro ou por instituições diversas.

A cada novo grupo, uma nova oportunidade de desvendamento para ambos, orientado e orientador. Entre a disposição inicial de tornar o mundo mais justo e o permanente hábito de querer fazer de cada aluno um novo ator, fui aprendendo as virtudes da paciência e da observação. Com elas, era possível perceber os resultados alcançados não apenas na cena, mas em nuances de um processo que, por vezes, incidia em grandes transformações de âmbito particular e nem sempre perceptíveis no palco.

Foi-me ficando evidente que, no amplo espaço do teatro, nos são dadas condições extremamente privilegiadas para expor, observar, imitar, assimilar e intervir. É nesse espaço de possibilidades lúdicas, feéricas, fantásticas e fabulosas que o indivíduo pode deparar, antes de tudo, e sobretudo, consigo mesmo: um ser social.

Dos encontros

PRIMEIROS OLHARES

Quando convidado a trabalhar no CCA, não fazia idéia do que seria a afasia. Claro, já tinha visto pessoas com parte do corpo paralisada, que caminhavam arrastando uma perna, e sempre relacionava isso a algum tipo de "paralisia infantil". Também havia conhecido pessoas com dificuldade em se expressar ou em entender, mas isso para mim dizia respeito a "problemas da cabeça". Eu fazia parte de um coro social que, desinformado e sem nenhum contato com alguém naquelas condições, preferia obviamente "deixar isso pra lá".

Ao deparar com aquelas pessoas, afásicas e não afásicas, empenhadas em expor, investigar e trocar informações sobre a afasia, senti-me bastante deslocado, obviamente em função de minha ignorância a respeito do assunto. Considerava (e com razão) que o tema levava a algo apaixonante, porém, complexo e ainda quase desconhecido: o cérebro humano. Para mim, as dúvidas continuam imensas e consola-me o fato de saber que, sobre o cérebro, continua havendo mais dúvidas do que respostas.

Para a afasia, as causas são várias. Ela pode originar-se de um acidente vascular cerebral (AVC) – popularmente conhecido como derrame, a causa mais comum –, de um traumatismo cranioencefálico (TCE) ou de um tumor cerebral. A sua incidência sobre a linguagem pode dar-se em maior ou menor grau, e de variadas formas: dificuldade para compreender o que os outros falam, em elaborar a própria fala, em encontrar o nome das coisas, em compreender ou em produzir a escrita etc. As seqüelas podem ser também de âmbito motor, como a paralisia parcial do corpo, por meio da flacidez ou atrofiamento de determinados músculos das pernas, braços e face. Desse modo, além das dificuldades cognitivas, o sujeito poderá ainda ter problemas para articular as palavras.

Um afásico pode sofrer algumas ou várias dessas seqüelas que, combinadas, são capazes de gerar outros problemas, como a realização de movimentos e a produção de gestos. Importante é saber que a afasia é geralmente adquirida na vida adulta e que ninguém nasce afásico.

Cena: O poeta

A manhã está ensolarada, embora a sala onde aconteçam os encontros reserve uma temperatura agradável. Nessa época, não tínhamos ainda um espaço próprio e as sessões ocorriam numa sala emprestada, usada para atividades especiais no corredor superior do prédio principal do Instituto de Estudos da Linguagem (IEL). Nela, havia paredes aveludadas, espelho espião, uma câmera de vídeo e muitas cadeiras.

Quando entrei, já devidamente caracterizado de "Poeta", o grupo estava reunido em semicírculo, assistido por diversos pesquisadores do Centro. É de praxe no CCA que, no primeiro encontro do ano, os integrantes se coloquem individualmente, relatando as atividades desenvolvidas no período de férias: Natal, Ano Novo, viagens, eventos familiares etc.

Ao entrar, vários deles olharam-me com surpresa, e alguns sorriram desconcertados. As pesquisadoras continuaram suas atividades, impassíveis. Após algum tempo sentado numa cadeira à parte e fingindo ler meus escritos, pedi licença a um deles e sentei-me numa cadeira vaga, integrando-me ao círculo. Percebi um certo estranhamento, principalmente por parte de Pedro e Marcello, que estavam a meu lado e, vez por outra, olhavam-me e entreolhavam-se, incomodados. Um ou outro riso cortava o ar.

Os depoimentos vinham no sentido horário e logo chegou minha vez. Quando isso aconteceu, a investigadora que coordenava a sessão tentou propositadamente excluir-me e pediu ao seguinte que continuasse. Foi quando Célia pediu a palavra, seguida por Lauro.

Célia (apontando-me): *Ó, ó!! Isao, isao!*
Investigadora: *O que você quer saber?*
Célia: *Isao, isao! Ó, ó!*
Investigadora: *Ele?!... Pergunta!*
Célia (com o *prompting* dado pela Investigadora): *Queem... é... vo-cê?*

Todos estão a me olhar, atentos e curiosos. Exponho então, ficticiamente, que sou um funcionário público aposentado, amante da poesia e que soube de uma reunião de poetas que se realizaria ali, naquele dia, e que me sinto honrado em poder dividir minhas experiências com tantos artistas. Enquanto falo, Marcello, sorrindo, lança um olhar aos demais.

Outros também se entreolham. Ao terminar, Célia sorri, levando a mão à boca.

Célia: *Isao, isao! Ee... éé...* (Aponta para os lados) *Eu preciso... éé...* (Com a ajuda da Investigadora) *Ooutra se... sa-la.*

Poeta (Eu): *Outra sala? O que que é uma outra sala?*

Célia: *Ééé...* (Leva a mão à testa, descrevendo, com o polegar, um corte na lateral da cabeça) *Éé...* (Repete o gesto. Depois, para a Investigadora) *Eu preciso...*

Investigadora: *Fala!*

Célia (levando a mão à cabeça, descreve, desta vez, um grande arco do centro da testa até a fronte esquerda. Em seguida, aponta para os demais): *Éé... ó!*

Investigadora: *Todo muundo...*

Célia: *... muundo... éé...* (Repete o gesto)

Investigadora: *Cabeça.*

Célia: *... bêça... éé...*

Lauro: *...* (Ininteligível por baixa intensidade)

Investigadora (para Lauro): *Braço!*

Célia continua a expressar-se, tentando dizer algo mais, auxiliada pela Investigadora, até que, por fim, Lauro se manifesta.

Lauro (a voz um tanto anasalada): *Nóós soomos... a-pe-nas... afáásicos.*

Faço-me de desentendido e, após algum tempo, entre a manifestação de alguns e apreensão geral do grupo, Lauro conclui.

Lauro: *Probleema... probleema...* (Aponta o braço direito, paralisado. Depois, movimentando o braço esquerdo, lentamente para frente e para trás, como quem soca o ar) *Proobleema... motoor...*

O meu primeiro contato com os integrantes do CCA se deu de maneira, no mínimo, inusitada. O grupo já existia há vários anos[7] e se reunia às quintas-feiras, das nove às onze da manhã. Compareci à primeira sessão do grupo naquele ano. O combinado é que eu deveria aparecer devidamente caracterizado e desenvolveria uma performance. Elaborei um tipo esquisito, que trajava um terno preto empoado, um sapato velho e usava um guarda-chuva. Era barbudo e descabelado, com olheiras, voz grave e gestos trêmulos: tratava-se de um "poeta". E foi só após aquela intervenção que fui oficialmente apresentado ao grupo.

Acredito que a maneira como aconteceu, por meio de uma representação, um jogo, uma brincadeira, teve papel fundamental na qualidade da relação que se estabeleceu posteriormente. O ocorrido fez que se instaurasse, entre nós, uma cumplicidade e, se antes eu me preocupava com a possibilidade de que alguns se sentissem enganados e tomassem a brincadeira negativamente, agora me confortava e permitia-me certa descontração.

Cena: O novato

Estive ausente na sessão passada e sou o único pesquisador presente no início do encontro. Ainda não conheço André e o grupo esforça-se para apresentá-lo. Edson escreve na lousa.

Marta (lendo): *Bra... desco.*
Eu (para André): *Bradesco... era funcionário do Bradesco?*
André (confirmando com a cabeça): *Poiepoiepôiepoiese...*
André tem um tipo de lesão em que a jargonafasia não permite que varie as palavras. Ele as repete o tempo todo, numa

---
[7] O Centro de Convivência de Afásicos da Unicamp foi criado em 1989.

mesma entonação de voz. Aparentemente, é capaz de comunicar-se quando identifica algum termo que lhe seja familiar, relativo a seu passado profissional ou expressões de cumprimentos. É possível que saiba o que pretende dizer, sem ter a consciência de não estar se expressando adequadamente. Ponho-me a pensar se pode haver algum momento em que ele tome consciência de sua quase incomunicabilidade. Se assim for, é como se o trágico[8] se fizesse presente a cada instante, como se a peripécia[9] se repetisse e Édipo pudesse reconhecer de novo, a todo momento, as novas circunstâncias em que vive, como decorrência de seus atos.[10] Durante o aquecimento, tento fazê-lo participar.

Desde o primeiro momento, a afasia me pareceu um mal excessivamente perverso, capaz de explicitar, de prolongar e de dar um caráter contínuo ao *pathos*[11] que impõe. Isso faz que, na maioria dos casos, o indivíduo que adquire uma lesão desse gênero no cérebro, além de passar a ter sua vida com-

---

[8] Valho-me do *trágico* em seu sentido clássico e heróico: "O herói está, todavia, tragicamente aprisionado entre a lei divina, cega, mas irreprimível, e a consciência infeliz, porém livre (*trágico*)" (Pavis, 2001, p. 193).
[9] Alteração repentina e imprevista de situação. Um dos elementos essenciais da tragédia, para Aristóteles, a *peripécia* é a "mudança da ação no sentido contrário ao que foi indicado". É, pois, uma alteração no curso dos acontecimentos que muda o destino da personagem trágica (Vasconcelos, 1987, p. 154).
[10] Em *Édipo Rei*, de Sófocles, ao tentar fugir de seu destino, o rei de Tebas, em verdade, só faz ir ao encontro dele. Tardiamente, descobre que sem o saber matou o próprio pai e teve filhos com a mãe, conforme previam os oráculos.
[11] Pode-se assumir aqui um paralelo com o sentido aristotélico do termo: "parte da tragédia que, em função da morte ou dos acontecimentos trágicos da personagem, provoca sentimentos de piedade (*éleos*) e de terror (*phobos*) conduzindo à catarse" (Pavis, 2001, p. 280).

pletamente transformada, seja obrigado a conviver cotidianamente com o estigma que lhe é imposto.

É, pois, no contexto social, quando se dá conta e se sente a simples proximidade de um isolamento, tornado possível por meio de uma deficiência, de uma falha intermitente ou de uma "anormalidade" exposta, que mais se percebe as conseqüências de uma afasia. E aqui se torna explícito o seu caráter infamante, com base no qual a pessoa atingida é vista e aprende a se ver como diminuída, devendo isolar-se e manter-se oculta, abstendo-se das relações sociais, que mais do que a auto-exposição pedem dela uma efetiva capacidade de comunicar-se, de acordo com padrões normativos que limitam essa comunicação a um domínio quase exclusivo da fala. Assim, a estigmatização ganha força e se impõe tanto por meio do comportamento retraído do sujeito quanto do tratamento que lhe é dado por aqueles que o circundam.

Há muito, aliás, a afasia está relacionada ao que se deve estigmatizar. O próprio surgimento de sua denominação se dá com base no termo "afemia", sugerido pelo médico francês Paul Broca, cujo sentido etimológico está ligado ao "que é anunciado pela palavra; rumor, boato" com origem no grego "*áphemos*, 'que não fala'". Assim sendo, é tentadora a idéia de relacionar *afasia* ao sentido sugerido pela *infâmia,* ou seja, o que tem ou ao que se atribui uma má fama, sendo possível ver aqui uma intersecção que vai do que não fala para aquele sobre o qual não se fala, do que é anunciado ao que deve ser negado pela palavra.

Obviamente, a estigmatização pode dar-se também com alguém que sofra algum outro dano, por vezes mais perceptível, como a perda da visão, da audição ou de membros do corpo, mas é bastante diferente quando se trata de um dano cerebral, que incorre em prejuízos à linguagem, à propriocepção, à cognição e, conseqüentemente, à capacidade de comunicação do indivíduo. Em muitos desses casos é como se, de repente, o indivíduo se visse aprisionado e então contemplasse tanto os lugares por onde circulava quanto as pessoas com quem antes se relacionava sem que, entretanto, pudesse alcançá-las; como se suas palavras fossem mudas ou se negassem a sair; como se as pessoas fossem surdas ou indiferentes às suas tentativas de comunicação.

Como parte dos procedimentos no CCA, depois de um período de acompanhamento individual, o sujeito era levado ao grupo, em caráter experimental, a fim de um reconhecimento das dificuldades e potencialidades, tendo já aí uma experiência rica de vários quadros interativos e práticas sociais. Com o passar do tempo, convivi também com sujeitos de maior experiência no trato com suas limitações, e pude constatar que casos como a angústia de André não são incomuns, mesmo entre aqueles que convivem com a lesão há mais tempo. Ocorre que, em geral, tornam-se bastante expressivos, apoiando-se em variações de olhar e gestos, chegando mesmo a entonações vocais variadas, o que permite maior interação com o interlocutor. Isso faz uma diferença incrível, e é assim que se percebem os notáveis resultados alcançados pelo trabalho incansável dos especialistas envolvidos no trabalho (lingüistas, fonoaudiólogos, psicólogos, neurologistas).

Aos poucos, mostrou-se cada vez mais importante a necessidade de uma sistematização do trabalho, de maneira a viabilizar não apenas a sua continuidade, mas também o seu aprofundamento. Pareceu-me por isso que a *dramaturgia* tida não como obra literária e de um único autor, mas como processo e como *escrita cênica*, desenvolvida com base nas experiências e práticas dos próprios atores, pudesse contribuir para esse intuito.

Iniciei os estudos perguntando-me se essa dramaturgia poderia servir como um instrumento capaz de colocar o teatro como prática efetiva para a reorganização cognitivo-corporal do sujeito, e até que ponto e em que circunstâncias a exibição pública ou a encenação de determinados resultados pudessem estar, de fato, relacionadas a sua reestruturação psicossocial. São essas reflexões e suas decorrências que tentarei expor a seguir.

DAS PRÁTICAS COTIDIANAS

As atividades cotidianas dos integrantes do grupo foram levantadas em sessões seguidas, período durante o qual cada um dos participantes de então elencou o que, para eles, se constituía como prática comum, constante em suas vidas naquele momento.

Desde o início, tomou-se como base o reconhecimento que o grupo fazia das características individuais, isto é, como cada um dos participantes percebia sua capacidade cognitiva, seus limites e potencialidades corporais, aplicando-se, em seguida, exercícios que privilegiavam a comunicação não verbal. O objetivo aqui era a exploração e ampliação do repertório expressivo: movimentos corporais, vocalização, gestualidade etc., e com esse estudo puderam-se verificar alguns indicativos importantes, chegando-se à conclusão de que esse levantamento de práticas diárias contribui no processo terapêutico.

Jogos que favorecem a improvisação podem ser praticados visando estimular pequenas reestruturações psicomotoras por meio da interação social (simulação de situações que exigem a interlocução e a comunicação com o outro), levando o participante a perceber e a servir-se de seu repertório de expressões gestuais e vocais.

Assumindo sua condição presente e explorando as novas possibilidades de atuação nela contidas, o sujeito é levado a perceber que uma grande parte dessas possibilidades constitui um efetivo instrumento de comunicação, desde que ele se aproprie adequadamente delas.

Cena: Cotidianos

1.
Edson: *Banco... ahn...* (Faz um gesto com o braço, descrevendo um arco diante de si)
Eu: *Banco? O senhor vai ao banco?*

2.
Áurea: *... dard... do-do-dia... vin-daard.*
Marcello (fazendo o gesto de pincelar com a mão): *Pintar?*
Edson (para Áurea, concordando com a cabeça): *Ah, ôu!*
Áurea: *É.*

3.
José Carlos (fazendo um gesto no espaço, movimentando os dedos médio e indicador, apontados para baixo, até que a palavra lhe vem): *Caminhar!*

O levantamento das práticas da vida diária do afásico e o trabalho de dramatização sobre essas práticas têm por objetivo fazer que o sujeito possa perceber as pequenas ações que compõem o dia-a-dia, mesmo as mais elementares, como tão importantes e úteis quanto qualquer outra de maior *status* social, como exercer uma profissão. Obviamente, não se trata de comparar nem atribuir um mesmo valor a essas categorias de atividades sociais, mas de minimizar ou mesmo neutralizar os efeitos decorrentes da perda ou diminuição da capacidade de realização daquelas atividades, por meio da valorização de trabalhos e eventos ocorridos no presente. Tarefas caseiras e outras até de cunho institucional (realizadas em bancos, supermercados etc.) servem, na verdade, como chave de acesso do indivíduo ao cotidiano público. É o que lhe permite enxergar-se como membro constituinte de uma comunidade e, em decorrência, atribuir-se o papel de ser social.

Após o reconhecimento do grupo e das características individuais dos participantes (o que ocorre sempre que o grupo se vê alterado numa parte de seus integrantes), adota-se uma estrutura que divide as sessões em, basicamente, três partes: instalação, articulação/projeção vocal e exercícios de criatividade e improvisação. A primeira trata-se de uma combinação de exercícios físicos realizados num tempo/ritmo que permita aos participantes melhor concentração e conseqüente aproveitamento do programa. Aparentemente sem uma origem precisa, *instalação* é o termo tradicionalmente usado no teatro para definir o período em que o ator ou elenco prepara-se para o ensaio ou para a apresentação propriamente dita, devendo buscar um estado propício ao desenvolvimento do trabalho. A instalação diferencia-se do chamado aquecimento corporal ou vocal, que pode também ser parte dela. Objetiva um estado de concentração, tanto individual quanto coletivo, caracterizando-se por atitudes e comportamentos que, por si sós, ditam um procedimento comum. É, portanto, um trabalho que o ator realiza sobre si, e cuja principal característica é a autopercepção.

É um momento fundamental para que os demais procedimentos se desenvolvam positivamente, pois, de acordo com a percepção de si, o indivíduo pode buscar a percepção e a relação com o seu entorno, o espaço, e, conseqüentemente, com o outro. É, portanto, um momento de evocação do presente, quando os nossos sentidos são despertados para um único fim: experienciar. "Experienciar é penetrar no ambiente, é envolver-se total e organicamente com ele. Isso significa envolvimento em todos os níveis: intelectual, físico e intuitivo" (Spolin, 1979, p. 3).

Para o presente trabalho, a instalação compõe-se de atividades realizadas em geral na própria cadeira, sem levantar-se. De olhos fechados, cada um deve tentar perceber a si mesmo e o seu entorno, por meio da audição e do contato físico que naturalmente estabelece com o espaço (as roupas, a cadeira, o chão, o ar). A respiração e a consciência dela exercem importante papel nesse momento. Após o espreguiçamento do corpo, são feitos movimentos lentos e contínuos para desobstrução e distensionamento das articulações corporais: dedos, punhos, tornozelos, joelhos, cotovelos, quadris, ombros e pescoço.

> Não sabemos muito a respeito do corpo, a não ser que o movamos. O movimento é um importante fator de unificação das diferentes partes de nosso corpo, e através dele chegamos a uma relação definitiva com o mundo externo e com os objetos, sendo que só através do contato com o exterior nos tornamos capazes de correlacionar as diversas impressões relativas a nosso corpo.

O conhecimento de nosso corpo depende, em grande parte, de nossa ação. (Schilder, 1981, p. 101)

Ao movimentar-se, o sujeito assume o papel de agente e exercita o poder de atuação sobre si, passando a trabalhar conscientemente com suas possibilidades e limitações. Nesse contexto, é importante notar que alguns afásicos podem ter dificuldade para realizar uma tarefa corporal que lhes for sugerida verbalmente, ainda que compreendendo a orientação dada. Isso porque, mesmo conhecendo o significado da sentença e podendo imaginá-la, a cadeia cognitiva não se perpetua e o indivíduo não consegue traduzir a informação para o próprio corpo. Assim, por exemplo, se lhe é sugerido mexer a cabeça, ele pode ser capaz de apontar para a cabeça de alguém ou mesmo para a sua, como denotando certo entendimento do que lhe foi dito, mas não conseguirá executar a ordem. Conhecedor desse lapso, ele redobra a atenção sobre si, podendo valer-se de formas de mediação, por exemplo, a observação do comportamento alheio. O recurso visual, tanto quanto o auditivo e vários outros, pode funcionar portanto como forma auxiliar de compreensão e comunicação. Faz-se necessário, dessa maneira, que o orientador esteja atento em comunicar-se não apenas verbalmente, mas por meio de gestos, inflexões diferenciadas de voz, exemplificações visuais, toques físicos.

Num segundo momento, nos trabalhos de voz, são desenvolvidas articulações com vogais, tonalidades, timbres e ressonâncias diversas. Inserem-se ainda atividades que visam exercitar o aparelho fonador e respiratório, por meio da exploração de movimentos internos e externos, com a língua, lábios, maxilares e vias nasais.

Ainda não se trata, aqui, de exercícios de improvisação e criatividade com voz, em que a sonoridade trabalhada permite a exploração de novas formas de comunicação e expressão. Trata-se de exercícios puramente técnicos de articulação e projeção, em que se objetivam a percepção e o uso de determinados músculos e movimentos necessários a uma efetiva projeção de sons, comuns à articulação de palavras e sentenças. Serve também como uma espécie de aquecimento vocal, por exemplo, quando se explora a extensão, o timbre, os ritmos e os tons de diversos sons.

Por fim, uma seqüência de jogos e/ou exercícios são realizados visando o estímulo da criatividade e da improvisação, o que freqüentemente torna explícitos as dificuldades, os limites e as potencialidades de cada um, possibilitando a exploração ou redimensionamento desses fatores.

Dessas três partes que constituem o roteiro de atividades das sessões, as duas primeiras são modelares e bastante dirigidas, permitindo poucas variações, enquanto a última é onde reside o principal foco do trabalho e, conseqüentemente, onde ocorrem as evoluções e alterações, e sobre a qual recaem efetivamente as reflexões. Cabe aqui a observação de que vários desses exercícios são adaptáveis ou passíveis de se trabalhar individualmente desde que, em alguns momentos, o profissional se disponha a ser o parceiro necessário em sua realização. Embora se perca a efetiva dinâmica presente num grupo em que, acima de tudo, o sujeito depara com pessoas em situação semelhante a sua, será ainda importante estimulá-lo a perceber o mundo, relacionando-se com ele e consigo mesmo por meio de um programa que o estimule à improvisação e à criatividade expressiva.

Com o passar do tempo, e muito em função dos participantes, é natural que o programa de atividades se transforme, porque um grupo não deve ser tido como simples aglomerado de pessoas, com forma definida e estável. Além disso, num grupo de pessoas afásicas, as alterações se acentuam, sendo que o número e o perfil dos integrantes mudam contínua e imprevisivelmente.

Num agrupamento de afásicos, os motivos para alteração vão desde a saída por questões pessoais (problemas familiares, dificuldades de locomoção etc.) até mudanças no quadro clínico – ou mesmo o falecimento – do indivíduo. Também a entrada de novos integrantes sempre exige um período de adaptação e adequação de sua relação dentro do grupo. Uma vez que o trabalho está muito calcado sobre o coletivo, os dados de análise devem basear-se na constituição do grupo, considerando o número de participantes, bem como suas características individuais e a forma com que elas incidem sobre a dinâmica do coletivo, as inter-relações, interações, ações dialógicas etc.

Reconhecer nos novos integrantes suas características, limitações e potencialidades leva, quase sempre, a um novo olhar sobre os propósitos básicos do trabalho: compartilhar e produzir sentidos, reinventar modos de dizer, uma vez mais, com base em uma nova realidade. Isso, de certa maneira, remete às características inerentes ao próprio teatro, arte da atualização, do presente, do inusitado, profundamente marcada por sua efemeridade e pelo imponderável caráter de sua fugacidade. E também ao processo de representação, que impõe ao ator uma criação que se faz constante, já que, em verdade, em nenhum momento o resultado por ele alcançado estará definitivamente posto, necessitando a incorporação permanente de fatores quase sempre imprevisíveis (público, estados psicológicos, condições técnicas etc.). Nesse sentido, em contraposição ao termo "*construção* da personagem", utilizado pelo russo Constantin Stanislavski (1976), o inglês Peter Brook (1988b) vale-se do termo "demolição", observando que o primeiro denotaria finalização, acabamento inadmissível ao processo de criação teatral: "O teatro é sempre uma arte autodestrutiva, sempre escrito no vento" (Brook, 1970, p. 8).

É preciso não esquecer que embora afete sobremaneira a capacidade discursiva do sujeito, uma lesão corticocerebral poderá prejudicar muito mais do que a sua capacidade verbal. Ela incidirá também em outras formas de conceber, apreender e interpretar o mundo, influenciando na inter-relação do indivíduo com seu meio, na sua relação com o mundo social e outros processos cognitivos (percepção, gestualidade, memória, esquema corporal etc.). Essa constatação sugere uma prática que estimule na pessoa afásica a busca de alternativas de comunicação de acordo com sua nova condição, recorrendo à criatividade e explorando o seu potencial expressivo.

Assim, na realização dos exercícios, uma preocupação constante com o *foco* da ação física[12] se faz necessária. É com base em sua fiel constituição que se pode estimular uma consciente prática cognitiva e motora. Por exemplo, no exercício intitulado "O quê", pode-se iniciar por uma idéia direta e relativamente simples, como mostrar por mímica "o que eu estou comendo" ou "o que eu estou bebendo", e chegar a relações mais complexas (e mesmo subjetivas), em que as ações determinam o espaço e o sujeito, por exemplo, um indivíduo

---

[12] O termo aqui se refere unicamente ao ato de fazer/mostrar algo com o corpo. Uma melhor reflexão sobre o sentido de *ação* será feita no texto "Do drama e seus sentidos" (Ato 2, Da Arte).

que furtivamente entra numa cozinha e toma para si alguns objetos. Ou seja, embora o espaço seja comum, suas ações podem não determinar uma atividade (*o quê*) óbvia como seria, no caso, cozinhar, beber água ou preparar um lanche.

Da mesma maneira, no exercício intitulado "Onde", também feito por mímica, o espaço é determinado invariavelmente pela ação do sujeito, que pode ser *mais* ou *menos* reveladora. Ela ocorrerá necessariamente por meio de uma relação do sujeito com algo (objeto ou circunstância) ou alguém que leve à identificação exata do lugar.

Na demonstração por mímica de um "Quem" (tipo, estado ou função), uma vez mais se tem a oportunidade de um trabalho sobre a ação. Nesse caso, ela pode estar relacionada a uma função profissional (um marceneiro, uma médica, um mecânico), o que na maior parte das vezes pede atos diretos e simples, ou ligada a fatores comportamentais, que indicarão um tipo (o forte, o velho, a madame) ou um estado psicológico (alguém triste, ansioso, alegre).

Portanto, é de extrema importância uma constante provocação a fim de que o sujeito afásico se atenha ao processo, ao "durante", à linha de suas ações. A sua efetiva convocação para tais desafios constituem um procedimento-chave no programa de trabalho, pois que sentir-se parte do mundo e torná-lo concreto é algo indispensável para que se ocupe um espaço dentro dele.

Dos corpos

O CORPO, ESTE OBJETO

Se você está sozinho no quarto, fique à vontade e vá para a frente do espelho. Esta é a hora da verdade. Muito provavelmente, você não está contente com o que vê. Os pneuzinhos nos flancos, o abdome flácido, os braços finos, as pernas rechonchudas – nada disso combina com a imagem que gostaria de ter e desfilar na praia ou na piscina.[13]

Numa época em que prevalecem a economia de mercado e o valor simbólico das mercadorias, é preciso atentar para o fato da importância que o corpo adquire e alçá-lo a um patamar condizente com a sua condição e significação. Ponte estratégica entre o indivíduo e suas relações com o mundo, o corpo transforma-se de fronteira sagrada, templária e *habitat* da alma em invólucro formal, revelador da personalidade,

---

[13] BUCHALLA, Anna Paula. "Receita para entrar em forma rápido", revista *Veja*, 28 nov. 2001, p. 127.

símbolo de *status* e vitrine de vaidades. Contrastando com o definhamento de milhares de corpos, cujo futuro não é outro senão a morte por desnutrição ou por epidemias, ocorrida todos os anos na maior parte do planeta, está a exploração da imagem de um corpo malhado, esculpido e, não poucas vezes, inchado por drogas e artifícios tecnológicos. Ao uso de um corpo que se faz útil e necessário às funções básicas de sobrevivência, defesa e manutenção da vida contrapõe-se um corpo torneado, musculoso e, comumente, inútil, mera estatuária que visa atender a interesses pessoais de exibicionismo, em detrimento, até mesmo, da própria saúde desses indivíduos. Como sugerem alguns estudiosos, talvez seja mesmo "*somatic society*" o melhor termo para descrever como o corpo torna-se o principal campo de intervenção política e cultural nos modernos sistemas sociais. Além disso, a idéia de um "corpo-máquina" passa a ser estimulada pela biotecnologia e pela medicina moderna, que percebem o organismo humano como "uma coleção de órgãos e de funções potencialmente substituíveis" (cf. Le Breton, 1999, p. 12).

Não caberia, entretanto, apenas uma crítica vazia a esse tipo de comportamento, sem um olhar para o processo evolutivo que se dá e que leva o homem, cada vez mais, a valorizar a imagem corporal, tendo-a como um incontestável reflexo de si, e fazendo-o ver nessa atitude uma alternativa necessária para sua aceitação social. Isso incorrerá, como veremos, em exacerbadas concepções engendradas na contemporaneidade, que prevêem para um futuro próximo um corpo descartável e mesmo desnecessário.

Em primeiro lugar, é preciso considerar as raízes de relação e visão entre o ser humano e seu corpo, bem como as diversas conotações que este vai tendo no decorrer da história.

Desde as relações místico-religiosas que, no antigo Egito, faziam que os corpos fossem mumificados, acreditando-se na continuidade de sua existência para além-túmulo, até os dias de hoje, em que ele passa a ser exibido e explorado de todas as maneiras que estimulem sua sensualidade e excitação, o corpo humano sempre foi alvo de especulações, crenças e surpreendentes descobertas, permanecendo ainda, em muitos aspectos, um instigante mistério. Se, no passado, o corpo inspirava excessiva respeitabilidade por ser considerado, em si, o próprio ser que o habitava, hoje ele é invadido, dissecado e transformado, sofrendo uma série de intervenções que não enxergam limites para cessar.

Alguns identificam o momento inaugural de uma concreta ruptura entre o homem e seu corpo na ação dos primeiros anatomistas que rasgaram os limites da pele e perpetraram, por meio da dissecação de cadáveres, o desmantelamento dos próprios sujeitos:

> [...] Isolado do homem, o corpo humano torna-se objeto de uma curiosidade que nada mais pode desfazer. Após Vesale, a representação médica do corpo não é mais solidária de uma visão simultânea do homem. O aparecimento do *De Humani Corporis Fabrica*, em 1543, é um momento simbólico desta mudança epistemológica que leva, através de diferentes etapas, à medicina e à biologia contemporânea. Os anatomistas, antes de Descartes e da filosofia mecanicista, fundam um dualismo que está no coração da modernidade e não somente na medicina, e que distingue o homem de um lado e o seu corpo do outro. (Le Breton, 1999, p. 11-2)

É Descartes, entretanto, quem vai formular com clareza um tema-chave da filosofia mecanicista do século XVII, ou seja, o conceito de um corpo que se constitui como máquina e diferencia-se de outras unicamente pela singularidade de suas engrenagens:

> [...] A formulação do cogito por Descartes prolonga historicamente a dissociação implícita do homem e de seu corpo, despojado de valor próprio. [...] Descartes separa a inteligência do homem de sua carne. O corpo, aos seus olhos, não é mais que o invólucro mecânico de uma presença, podendo no limite ser permutável, uma vez que a essência do homem está primeiro no cogito. Premissa da "dura" tendência da Inteligência Artificial, o homem não é mais que sua inteligência, e o corpo não é nada, se não um entrave. (*ibidem*, p. 12)

Em uma de suas conseqüências, a identificação da vida com o funcionamento mecânico do organismo, que se impõe nas sociedades modernas e ocidentais, acaba por potencializar o papel e a significação do corpo como depositário de *status*, qualidade e expectativa de vida. O corpo se torna "dócil" (cf. Foucault, 1987), e tudo que a ele diga respeito vai traduzir-se na composição do "eu" social, aquele que é visto, julgado e aceito (ou não). Concretamente, esse se torna um dos maiores dramas na vida de um sujeito que, por algum motivo, venha a ter uma ruptura nas condições básicas de imagem que o seu corpo expõe. Vale lembrar também que uma das seqüelas mais comuns de uma lesão cerebral, como a afasia, está justamente na incidência imediata que pode haver sobre alguma – senão várias – parte do corpo por meio, por exemplo, da hemiplegia ou da apraxia[14].

De acordo com as regras geradas pelo forte esquema publicitário do mundo moderno, um modelo se impõe: consumir passa a ser a tônica do ser social. E nada, nem mesmo o corpo, irá escapar a essa imposição de mercado. Ser consumidor torna-se condição para ser cidadão. Considerando esse pressuposto fica cada vez mais difícil assumir ou lidar com o que parece genuíno e fora de padrão, em si ou nos outros. Como conseqüência, o medo do isolamento leva o indivíduo a sofrer com a simples idéia de ser de fato único, autêntico, diferente. Ao que tudo indica, essa é uma das decorrências da chamada mudança "civilizadora" do comportamento, por sua vez advinda da moderação histórica das emoções espontâneas e do controle dos sentimentos, entre outros aspectos:

> [...] Os choques físicos, as guerras e as rixas diminuíram e tudo que as lembrava, até mesmo o trinchamento de animais mortos e o uso de faca à mesa, foi banido da vista ou pelo menos submetido a regras sociais cada vez mais exatas. Mas, ao mesmo tempo, o campo de batalha foi, em certo sentido, transportado para dentro do indivíduo. (Elias, 1994, v. II, p. 203)

Incidindo também sobre o corpo, onde qualquer vestígio de naturalidade deverá ser eliminado, essa transformação de conduta é perceptível em nossos dias, seja por meio de uma

---

[14] A *hemiplegia* caracteriza-se pela paralisação de músculos envolvidos nos movimentos do hemicorpo e da face, enquanto a *apraxia* decorre da alteração da atividade simbólica relacionada a gestos.

submissão às normas de controle estético (o exercício físico, a ginástica, a modelagem corporal), seja por meios químicos ou mecânicos (ingestão de medicamentos, aplicação de substâncias artificiais, realização de próteses). É quando, então, o uso das diversas tecnologias do corpo torna-se justificável, pois que a aparência é que impõe a condição de saúde: "parecer bem determina estar bem" (Silva, 1999, p. 137).

O uso do corpo como objeto de estudo é recente, e, até o Renascimento, a própria dissecação de cadáveres era malvista, sendo estes ainda tidos como signo do homem, o "registro do ser": o homem era seu corpo. Tornado objeto da ciência, o corpo deixa de ser o homem para se transformar numa simples amostra do corpo humano, sem o homem (cf. Chebabi, 1999). Aos poucos, ele distingue-se do "eu", tornando-se algo que se *tem*, e não o que se *é* (cf. Sant'Anna, 1993, p. 248).

Outro fator importante a ser notado é que a substituição de uma visão circular da vida e do mundo pela linearidade histórica impõe como base uma sucessão dos fatos em si, e não o seu caráter cíclico, que permitiria a reatualização periódica dos grandes escritos ocorridos no princípio dos tempos, como nos esclarece Mircea Eliade (1992, p. 18):

> Nos elementos particulares de seu comportamento consciente, o homem "primitivo", arcaico, não reconhece qualquer ato que não tenha sido previamente praticado e vivido por outra pessoa, algum outro ser que não tivesse sido um homem. Tudo o que ele faz já foi feito antes. Sua vida representa a incessante repetição dos gestos iniciados por outros. [...] O gesto se reveste de significado, de realidade, unicamente até o ponto em que repete um ato primordial.

Dessa maneira, a substituição do círculo pela linha (visão circular do mundo pela linearidade histórica) incorre também numa mudança de percepção das causalidades físicas, e o mundo deixa de ser um universo de valores para transformar-se num universo de fatos. Integrado à idéia de um tempo seqüencial e regido pela máquina, também o corpo se torna ele próprio máquina de dinâmica incessante.

Com base na disseminação do consumo, alteram-se as regras concernentes à política de controle do corpo, com origem no século XVI, quando manuais de comportamento e boas maneiras eram distribuídos. Essa política avança no Iluminismo, quando aumenta a preocupação com a boa saúde e a vida longa, instituindo-se como regra a aplicação da higiene e da limpeza, assim como a homogeneização de hábitos cotidianos (controle de horários, profissionalização, assalariamento das classes baixas), o que amplia o poder de controle externo sobre o indivíduo. Essa política de controle do corpo dá-se, na acepção de Porter (1992), de acordo com um desejo de policiamento dos corpos alheios, o que asseguraria uma adequação da ordem social e moral-religiosa.

O espelhamento do corpo como arcabouço de virtudes, com base em seu uso e comportamento, torna-se prática comum, e esse seu processo de maquinização acaba por perpetuar os novos códigos de civilidade que passaram a reger o Ocidente, do século XIX até os dias de hoje.

Em que pese às excessivas exibição e exploração do corpo humano em nossos dias, pode-se dizer que seu mistério, contudo, permanece. Freqüentemente, sua nudez e manipulação acentuam a consciência de sua complexidade. O devir é ainda de natureza especulativa, apesar de apontamentos quase definitivos ocorridos no campo da ciência. Isso, entretanto, pode apenas sugerir um leque ainda maior de especulação, que dá margem ao surgimento de ficções tão fantásticas quanto aterrorizantes.

O CORPO, ESTE SIGNIFICANTE

> *Le corps exprime par des maux ce qu'il ne sait pas dire avec des mots.*[15]

Uma vez que poucas são as opções dadas ao indivíduo para conquistar ou manter o seu espaço social além de mostrar-se "normal" e capaz, por meio de padrões de comportamento e níveis de desempenho estabelecidos, sempre que algum obstáculo para tal fato se apresente, será realmente grandioso o grau de superação imposto à pessoa afetada. E quase nunca isso é possível de maneira isolada, carecendo da confluência de um conjunto de fatores que vai desde pequenas atitudes pessoais e formas de pensamento até a transformação, mudança ou mesmo enfrentamento de âmbito social, que envolve familiares e instituições ligadas ao problema.

Expondo-se como imagem primeira e pública do sujeito, o corpo (e a relação com ele) apresenta-se como ponto estratégico para a restituição de sua auto-estima, para o resgate do presente como fonte de vida e para sua reestruturação psicossocial. No caso de uma pessoa que se torna afásica, a retomada de sua relação com o corpo se dá, na maioria das vezes, de modo lento, sendo de extrema importância a implementação de procedimentos específicos e que efetivamente a auxiliem

---

[15] Tradução livre do autor: O corpo exprime pelos males o que não sabe dizer com palavras. Do filme *Les mots perdues*, dirigido por Marcel Simard e produzido pelo Group d'Aphasiques d'Île de France, 1992.

na aceitação e no processamento dessa nova realidade. Nesse momento, o uso de atividades teatrais se apresenta como instrumento de grande valor, uma vez que o teatro caracteriza-se fundamentalmente pela auto-exposição, pelo autoconhecimento e pela utilização de referências pessoais. O principal veículo de aprendizagem no exercício de atividades teatrais é justamente o próprio corpo e, por vezes, as qualidades e características específicas que cada corpo possui.

Não se pode esquecer, por exemplo, que vivemos numa época em que a atomização social nos leva, a todos, a considerar que um ritmo adequado de vida é o frenético, no qual o tempo esteja com freqüência preenchido por atividades, compromissos, afazeres etc. Já as conseqüências de uma lesão no cérebro normalmente recaem sobre a linguagem e a destreza corporal, conduzindo o sujeito na contramão disso tudo. E o que é aparentemente diferente ganha uma conotação de "estar fora", de ser *"out"* no sentido mais negativo possível, advindo daí o pavor da rejeição, do isolamento, da solidão, situações que incidem diretamente sobre a sua auto-estima.

Por isso, a base de um trabalho teatral com afásicos deve dar-se no reconhecimento e na incorporação de suas características presentes e, sobretudo, corporais, contrapondo-se aos parâmetros externos de avaliação que separam e segregam o que consideram "anormal". É preciso, pois, confrontar tais práticas com o fato inequívoco de que há, por parte desses sujeitos, uma amplitude bastante particular, em que ele será capaz, em tendo a oportunidade, de valer-se de meios originais na busca de sua reinserção social:

> Ajudar o afásico a conviver com sua afasia requer que os não-afásicos também consigam fazê-lo. Em outras pala-

vras, ao mesmo tempo em que nos parecia importante ajudar o sujeito afásico a superar seus déficits lingüísticos, era necessário enxergar o "pathos" como constitutivo do normal e reinventar uma relação com a linguagem que não logofóbica, que não normativa, que não idealizada, que não homogênea. (Morato, 2001, p. 4)

Ao contrário de se ater a um maior ou menor grau de deficiência presente no corpo ou na fala de um afásico, é importante perceber e estimular as diferentes possibilidades expressivas naturalmente abertas por essa limitação. Tais práticas, também relativas aos "saberes do corpo", devem, sim, considerar e afirmar a debilidade causada pela lesão cerebral, mas isso sem que se negue o potencial expressivo que diferentemente se mostra em cada indivíduo. Para tanto, será necessário reconhecer a maleabilidade do cérebro humano e sua capacidade de adaptação às mais diversas circunstâncias. Portanto, mais do que a dificuldade, é preciso explorar sua potencialidade, pois, antes de ser uma máquina de estrutura e funcionamento previsíveis, o cérebro de uma pessoa é flexível e estruturalmente dependente de suas relações com o mundo, com o outro, com a cultura e com suas circunstâncias de vida. Isso contrasta com a visão determinista e generalizadora de conceitos, que vê a todos de igual forma e impõe um mesmo e invariável resultado. Em constante interação com o meio, cada indivíduo se constitui pela mediação simbólica e pela internalização (cf. Vygotsky, 1994), devendo ser visto à luz de uma perspectiva única, como corpo e mente, ser biológico e social, participante de um processo histórico.

É muito provavelmente nessa interação que se situa a chave para o desenvolvimento de atividades de interlocução real com sujeitos cérebro-lesados, uma vez que, nessas condições, o indivíduo é levado a fazer uso de recursos possíveis e variados, chegando mesmo a resgatar instrumentos e meios característicos de estágios de desenvolvimento já superados.

Ao lembrar os testes-padrão avaliativos, em que pessoas afásicas costumam ser tratadas como pacientes no sentido mais amplo de "paciente", Coudry (1988) denuncia a sua exclusão de um papel ativo na orientação do discurso e nos remete à reflexão sobre o quanto tais indivíduos são tidos como simples objetos de observação. Naqueles testes, algumas questões são colocadas – relativas à denominação de objetos, repetição de falas e descrição de figuras, por exemplo –, admitindo-se apenas determinado padrão de respostas que, se contrariado, revelará a ineficiência e/ou incapacidade do entrevistado, resultando no seu enquadramento em certo tipo de afasia. Analisado por meio de rígidos critérios, intolerantes a alternativas de expressão, o afásico se via por vezes sem a mínima chance de se colocar de maneira igualitária, como um real interlocutor. Ao contrário, reconhecendo na atividade *epilingüística*[16] um recurso autêntico para desempenho nesse tipo de teste, a autora recoloca o avaliado na condição de interlocutor efetivo, capaz de processar os dados fornecidos, reconstituí-los com base em suas experiências e com uma chance concreta de contextualizá-los de acordo com as necessidades e dificuldades a que foi levado pelo dano cerebral.

Na atualidade, vive-se um tempo em que a normalidade se dá muito mais como uma questão de julgamento social

---

[16] A autora sintetiza: "[...] A atividade epilingüística recobre operações diversas sobre a linguagem, como transformar, segmentar, reordenar, reiterar, inserir, fazer escolhas e, mesmo, pensar sobre a linguagem e os processos de construção em que está envolvida" (Coudry, 1988, p. 16).

e, conseqüentemente, também o corpo passa pelo crivo dos códigos de civilidade em vigência. Dessa maneira, coloca-se como fundamental o uso de atividades que respondam a isso, sem esquecer nem desconsiderar, mas, ao contrário, valorizando as potencialidades, características e necessidades intrínsecas de cada indivíduo. A limitação imposta ao corpo por um dano físico ou cerebral requer uma abordagem do fator autenticidade. Um dos intuitos passa a ser, então, incentivar o sujeito cérebro-lesado a perceber que o uso de atalhos e simulacros corporais e vocais pode, ao contrário do que impõe a "logofobia" cotidiana, auxiliá-lo na busca do seu espaço social. E isso pode valer não apenas ao deficiente, mas também a todo cidadão que não apresente nenhuma patologia aparente, embora sofra com o fato de sentir-se fora dos padrões culturais/corporais exigidos:

> [...] Cada corpo seria, assim, um vasto território de marcas históricas, um registro mutante e ativo do mundo vivido (incluindo os mundos sonhados, imaginados e lembrados), talvez o mais belo traço que exprime a memória da vida feita de investimentos de poder e de processos de subjetivação. [...] é nele (no corpo) que se expressam, como o brilho de um vaga-lume, a provisoriedade e a finitude de cada ser humano. (Sant'Anna, 2000, p. 84)

Nesse sentido, as atividades teatrais no contexto das afasias devem privilegiar um conjunto de procedimentos cuja função é instigar o indivíduo à exploração das variadas possibilidades de expressão simultâneas ou alternativas à fala, dando-lhe a oportunidade de ordenar o pensamento por um discurso plural que considere sua gestualidade, seu olhar, as pausas e os eventos involuntários a que está sujeito.

Um exemplo disso é o exercício de pantomima cujo ponto de partida é o tato: o sujeito reconhece o objeto pelo toque, sem vê-lo, e depois representa sua utilização por ações físicas, sem o uso da fala. Assim, não apenas a questão é explicitada de forma diferenciada (o toque), como também a resposta é esperada por meio do comportamento e das ações do corpo, prática que, em muitos casos, torna-se o principal meio de interação do afásico com o mundo. Esse é um exemplo de atividade que, sem a exclusividade da palavra, possibilita ao indivíduo organizar-se internamente e falar por meio de uma linguagem multimodal, apreendida e interpretada por intermédio de estímulos imaginários, o que, além de ativar a memória, propicia o exercício sensível do corpo.

Cena: O bebê

Estamos desenvolvendo, com base em improvisações, cenas a serem exibidas publicamente neste final de ano. O tema para esta passagem é: "O que você fazia?". Em geral, as pessoas expõem aqui as profissões em que atuavam.

Eu: *Irma, como é que você pode mostrar pra gente a enfermagem?*

Depois de pensar um pouco, Irma vai até o centro do círculo, junta as mãos na altura do tórax e desenha um arco para frente, fechando-o na altura do abdome. Depois, leva as mãos de novo ao abdômen, descendo em direção do ventre e da virilha, após o que usa a voz denotando um choro de criança, que ela toma nos braços. Ao terminar, ri meio sem jeito.

Naquele dia, as criações se davam de acordo com um tema dado: profissões. Cada um deveria mostrar, por gestos, a profissão que praticara ou para a qual havia se formado. Assim, os gestos de Irma ganhavam *status* de quase-palavras, capazes de compor frases e sentenças. Seu corpo atuava de maneira simbólica e falava intensamente por meio de um vocabulário de ações, transcendendo um termo específico, a "enfermagem", para expressar uma multiplicidade de sentidos que, por sua vez, eram reconstituídos por cada espectador.

A arte de representar sempre se calcou de maneira fundamental, em maior ou menor grau a depender da época, sobre o corpo do ator, também chamado comediante, aquele que representa, ou seja, o indivíduo capaz de tornar presente o ausente, delineando, no espaço e no tempo, uma história, um fato que, ao mesmo tempo que ocorre, é tido como inverdade ou já passado. O ator, *hypocrités* em grego, aquele que se apresenta como o que não é, só será capaz de fazê-lo se, de algum modo, valer-se do seu corpo como veículo para o que idealiza. O que antes era apenas uma idéia ou escritos literários ganha contornos e assume ares de realidade por meio da presença e, conseqüentemente, do corpo do ator.

Para Roubine (1987, p. 43), "assim como a voz, o corpo não é por natureza teatral. Ele precisa aprender a se movimentar, e mesmo a 'estar' no espaço virtual que é o palco". Abrigando um conjunto de resistências, que se dá nas articulações, nos músculos, na coluna vertebral e, por vezes, no seu próprio inconsciente, o corpo necessitará de um treinamento cada vez mais específico, a fim de ocupar o espaço cênico e colocar-se diante do outro, para o qual passa a significar e a conotar idéias e sentimentos. Esse outro, o espectador, se torna cúmplice e co-autor daquilo que vê e percebe.

Entretanto, não seria suficiente ao ator apenas um treinamento físico, que possibilitasse um perfeito controle sobre seu corpo. É preciso fazê-lo capaz de expressar-se, de inserir-se num sistema metafórico, transformando-se dessa maneira num provocador da imaginação. O corpo do ator deve tornar-se "falante" e "presente".

Em seus primórdios, centrada sobre a fala, a cena teatral relegava ao corpo uma função quase alegórica, reforçada pelos códigos estabelecidos para com os demais componentes da cena. Sua presença dizia muito mais por implementos externos que lhe eram imputados do que por seus próprios recursos. Ao que parece, por exemplo, na Grécia antiga a codificação era feita de acordo com as cores das túnicas, que determinavam a categoria social dos personagens; coturnos eram utilizados a fim de aumentar a estatura dos atores; e máscaras ampliavam a expressão do rosto, criando um certo estranhamento. Porém, tanto o poder do disfarce quanto o dom da metamorfose são, na verdade, componentes essenciais à arte do ator. Intervindo como instrumento de deformação ou de transformação do físico, o figurino e outros elementos de caracterização são, pois, parte integrante do corpo do ator e pertencem, portanto, a sua prática.

Mas, ainda que o uso desses recursos perdure, em maior ou menor grau, há um momento em que o corpo será reduzido a si mesmo, na cena. Ao desfazer-se do figurino, do aplique, da maquiagem e dos recursos de iluminação, o ator abre mão da facilidade do instrumento de ilusão e volta-se à essencialidade de seus recursos reais. Os poderes do corpo se tornam reconhecidos e são deliberadamente explorados: "De fato, não se trata mais de exercer, pela exibição do corpo, um fascínio mais ou menos explicitamente erótico sobre o espectador, mas de assumir essa revelação freudiana: o corpo tem alguma coisa a dizer; ele é uma outra palavra" (cf. Roubine, 1987, p. 47). Com a incorporação pelo teatro de uma discussão e prática ocorrida em paralelo também nas outras artes, em que o cerne passa a ser conceitual, e não mais formal, o corpo do ator assume-se como parte de um todo, capaz de assimilá-lo, redimensioná-lo e fazê-lo se ressignificar.

Não sendo este o espaço apropriado para o aprofundamento de tais questões, será importante notar que talvez em nenhum outro momento, na história do teatro, houve tamanha predisposição, como neste início de século, em se admitir a diferença e a singularidade de formas (incluído aqui o corpo humano) como matéria sígnica, sinônimo de recurso e de produto artístico.

ATO 2

Da arte

DAS FORMAS DA ARTE

Cena: A delegacia

Personagens: o delegado, representado por Edson; o escrivão, por Silvia; e o prisioneiro, por Marcello.

O delegado está ao telefone, enquanto o escrivão está folgadamente sentado, com os pés sobre uma cadeira. O prisioneiro está ao fundo, numa cela.

Delegado (falando ao telefone): *Nhanhanhenhanhen...*
Prisioneiro (gritando): *Ôôôôôôu... ôôôôôôu...*
Delegado (nervoso, ainda ao telefone e socando a mesa): *Nhanhenhonhennhon...*
Prisioneiro: *Ôôôôôôu! Quero comê!*
Escrivão (na direção do prisioneiro): *Cala a boca!*
Prisioneiro: *Ôôôôôôu! Quero comê!*
Escrivão levanta-se, toma um cabo de vassoura, vai até o prisioneiro e dá-lhe umas pauladas.

Prisioneiro: *Ai!... Ai! Ai!*
Escrivão retorna para seu lugar.
Prisioneiro (voltando a gritar): *Quero comê! Quero comê!*
Escrivão volta e dá-lhe outras pauladas.
Prisioneiro: *Ai! Ai! Ai!*
O escrivão retorna para seu lugar, enquanto o delegado continua a falar ao telefone. A cena se repete.

Antes de tudo, uma frase de Gombrich (1999, p. 15): "Nada existe realmente a que se possa dar o nome de Arte. Existem somente artistas".

Concordando com o autor, pode-se até ter a falsa impressão de que as circunstâncias dadas não têm a menor importância, surgindo a arte indiferentemente ao local, sendo mais justo considerar apenas as necessidades do artista. Mas, quando se fala em necessidades artísticas se é levado, quase sempre, a considerar o seu meio de incidência já que, ao que parece, ambos são inseparáveis. Se os bisões toscamente desenhados ainda no tempo das cavernas ocupavam uma aparente função de linguagem, os quadros que retratam os reis e membros de determinada corte podem simplesmente reiterar o papel servil que a arte desempenha em dado momento histórico. O que importa, no entanto, é que em ambos os casos o artista submete a sua obra a certa necessidade, muitas vezes imposta e em discordância com o seu ideário de vida.

Na evolução histórica do teatro, restou sempre difícil estabelecer com clareza os motivos que, de alguma maneira, sempre fizeram o teatro ser necessário ao homem. Desde o desejo de imitação e a necessidade de contar histórias até o gosto pelo jogo ou pelo cerimonial, passando pela importância de ironizar valores ou estados da sociedade, muitas foram as razões apontadas.

O teatro (falado, musical ou gestual) é uma das manifestações agrupadas sob o termo "artes da representação" ou "artes figurativas", que incluem também a dança, a ópera e a opereta, as marionetes e também as chamadas artes midiáticas, como o cinema, a televisão e o rádio. São práticas em que uma imagem/representação (o quadro, a cena etc.) desempenha um papel de significante (de matéria audiovisual), constituído com base em uma realidade figurada ou simbolizada, com vistas a um significado (resultado): "A representação é sempre uma reconstituição de alguma outra coisa: acontecimento passado, personagem histórica, objeto real. Daí a impressão de não se enxergar no quadro [cena] senão uma realidade segunda" (Pavis, 2001, p. 27). O teatro, entretanto, é uma arte figurativa de caráter efêmero e só se apresenta ao espectador uma única vez, ainda que seus meios de expressão possam ser tomados de empréstimo a outros sistemas.

Apesar de ser uma arte visual por excelência, o teatro quase sempre teve sua compreensão vinculada ao gênero literário (literatura dramática), o que acabou por limitar inquestionavelmente tanto o seu entendimento quanto as suas possibilidades, já que sua parte espetacular era tida como algo de menor importância, sempre a reboque do texto. Entretanto, segundo Ubersfeld (1997, p. 19), devido à efemeridade do ato teatral pouco faltou para que o texto desaparecesse; o que lhe assegurou a sobrevivência foi a necessidade de um esquema textual que tornasse possível a reconstituição de representações de sucesso: "Antes de la imprensa, e incluso después, son numerosas las obras teatrales que han desaparecido porque su representación no ha sido lo suficientemente convincente para asegurar su reposición por otros". Assim, se originalmente a arte/literatura dramática estava calcada numa distinção entre a mimese (representação por imitação direta das ações) e a diégese (relato, por um narrador, dessas mesmas ações), é a mimese que acaba tornando-se marca da "objetividade" teatral (cf. Pavis, 2001). Dizendo respeito à representação dos homens e, sobretudo, de suas ações, a mimese reconstitui a lógica narrativa (ou disposição dos fatos).

Como se verá mais adiante, a opção instrumental do presente estudo tanto pela dramaturgia quanto pela função do ator se dá muito mais por uma abertura na compreensão contemporânea desses termos. No âmbito cênico, é quando o processo dramatúrgico passa a designar o conjunto de escolhas – estéticas e ideológicas – feitas pela equipe para a montagem de um trabalho. E aqui o sentido de montagem é de extrema importância, já que diz respeito a uma forma dramatúrgica em que as seqüências – cênicas ou textuais – se moldam por uma sucessão de fragmentos autônomos e não mais restrita a uma evolução contínua e gradual. Mas, isto sem esquecer do procedimento artístico como relação entre os materiais que compõem a obra, conforme lembra Vigotski (1999, p. 60): "Assim como em música a soma dos sons não constitui a melodia, e esta é o resultado da correlação de sons, todo procedimento em arte é, no fim das contas, construção e composição do material".

Em contrapartida às transformações ocorridas no âmbito da cena, importantes acontecimentos se perpetuam numa dimensão pública e em domínios diversos como a sociologia e a psicologia, valendo-se, de maneira natural, de termos até então quase exclusivos da atividade teatral. Tal prática, entretanto, não deve ser vista como simples apropriação vocabular e sim como resultado de um diálogo multidisciplinar, legitimada pela acepção mais recente desses vocábulos na esfera do próprio teatro. São técnicas e procedimentos "de fronteira", como o psicodrama, o sociodrama e o teatroterapia, que incorporam atividades de caráter dramático – e às vezes delas resultam –, como a improvisação e o jogo teatral.

É nesse contexto que o desenvolvimento de atividades teatrais no âmbito das patologias ganha força. Porém, embora tida como recurso prioritariamente terapêutico, não se pode dizer que essa cooperação entre o teatro e ofícios circunvizinhos à medicina se ofereça como barreira extrema ou limitação para um exercício genuinamente artístico. Em vários casos, contagiadas pela aproximação e sujeitas à influência de procedimentos, as atividades acabam por desenvolver resultados que transpassam o caráter de pura reabilitação ou terapia para dizerem respeito à própria experiência estética. Mesmo não sendo este o seu propósito, quando orientadas por profissionais bem preparados e desempenhadas por indivíduos sensíveis e instrumentalizados, elas podem resultar surpreendentes ou estabelecerem uma trajetória sólida e convincente para o artista ou grupo.

Ao relacionar o fazer teatral às suas possibilidades e ressonância no âmbito das afasias, um dos grandes desafios era desenvolver uma reflexão que, assentada sobre as particulares características dessa arte, pudesse objetivamente confrontá-la aos temas e necessidades do projeto. Assim, pode-se em princípio assemelhar o teatro com afásicos às pinturas nas cavernas: tem-se a arte fundamentada numa possibilidade de linguagem, numa necessidade de comunicação. Mas isto não anula a possibilidade – se assim se desejar – de elaboração de um resultado cênico, interessante e espetacular.

Neste sentido, o processo dramatúrgico mostrou-se como autêntica ferramenta para a sistematização do trabalho, valendo para tanto o entendimento de conceitos e formulações que regem o estatuto formal da dramaturgia. É isso que se deve considerar a partir de agora. E um bom começo será pousar o olhar sobre o que se considera o cerne da atividade teatral: o drama.

DO DRAMA E SEUS SENTIDOS

Cena: Estrangeira

Eva era considerada um quadro extremamente complexo, segundo avaliações de especialistas. Quando a conheci, chamou-me a atenção o fato de que ela falava "outra língua", diferente de todas as conhecidas, embora carregando um forte sotaque de certas línguas eslavas. Teve alterações que incorreram no que se denomina "jargão indiferenciado" na literatura médica. Sua linguagem era como se inventada, com a diferença de que ela não tinha consciência disso. Parecia achar que tudo que falava era por nós compreendido, e dava a entender que também nos compreendia, por meio de gestos, olhares e "afirmações". O fato é que dificilmente conseguia-se estabelecer com ela uma comunicação efetiva, onde se tivesse a certeza de compreender e de estar sendo compreendido.

Eva tinha 76 anos e era uma senhora muito alegre. Aparentemente isolada do mundo, criava sua própria relação com ele. Nesse dia, enquanto realizamos um exercício de improvisação, Eva aparece ao fundo, falando com outro senhor, Guedes, que, num grau muito menor, também apresentava alterações no processo cognitivo. Embora sem problemas de articulação ou pronúncia, ele também tinha dificuldades de compreensão. A câmera enfoca os dois e aproxima a imagem. A julgar pelos gestos e pelas expressões de ambos, a conversa parecia correr bem. O que falavam? O que compreendiam? Compreendiam? Ou *representavam*?

Embrião da manifestação teatral que, em si, virá a constituir-se mais tarde como fenômeno autêntico, regido por leis e características bastante específicas, o drama permite, na verdade, perceber no homem mais uma de suas particularidades: a simulação e, em suma, a capacidade de representar.

As características que envolvem o drama são tão próprias da natureza humana, e em tal diversidade, que se torna quase impossível traçar uma linha de divisão exata entre uma espécie de atividade mais geral e o drama propriamente dito. Em grego, *ação* é um dos significados do vocábulo. Trata-se, entretanto, de uma "ação mimética, que imita ou representa comportamentos humanos" (Esslin, 1978, p. 16), estando fora e além das palavras. Podemos dizer, assim, que vivemos cercados pela comunicação dramática, hoje ampliada em sua expressão pelos meios mecânicos e tecnológicos de reprodução, como o cinema, a televisão, o rádio e o computador, uma vez que todos eles se guiam pelos mesmos princípios da psicologia da percepção e da compreensão que originam todas as técnicas de comunicação dramática.

Considerando-se o drama como pressuposto básico para o teatro, será possível perceber resquícios de representação ainda em épocas muito remotas da evolução humana. Manifestação de um instinto de jogo intrínseco à natureza humana, a dramaticidade está presente numa das primeiras manifestações sociais da humanidade: o ritual.

Isso impede que uma discussão da questão seja possível sem que antes se atenha ao conceito de "cultura", uma vez que dela dependem tanto as possíveis concepções quanto as categorizações aplicadas às manifestações dramáticas. Se a cultura é tomada como significado de "totalidade das produções humanas, materiais e imateriais, ou seja, tudo aquilo que não é obra da 'natureza', mas da 'atividade humana'" (Pino, 2001, p. 12), então se faz necessário compreender o drama como um produto de viés cultural e, em decorrência, social.

Considere-se, no entanto, que muito antes de se tornar sinônimo de civilização e ganhar contornos contemporâneos, quando vem a traduzir "o conjunto de bens materiais e/ou espirituais dos povos – técnicas, artes, mitos, tradições, conhecimento, modo de organização social etc." (Pino, 2001, p. 1), o termo "cultura" propriamente dito tem raízes latinas, derivando do verbo *colere*, que significa primordialmente "trabalhar a terra". Isso estimula a traçar um paralelo, não apenas com a atividade agrária, mas também à somatória de significações e crenças que dela derivam.

Desde sempre, o homem alia o cultivo da terra à idéia de fertilidade e reprodução, vindo daí o uso de símbolos fálicos e danças de caráter sugestivamente sexual que compõem os cultos agrários, comuns às mais diversas sociedades no decorrer da história humana. Simultaneamente a tais eventos, e complementando-os, surgem as divindades a quem se delega o poder sobre as condições propícias à fertilização do solo, como o tempo, a harmonia das estações, a manutenção do ciclo de vida e morte imanente à natureza.

Já em seus primórdios o teatro seria capaz de condensar as funções míticas e religiosas, desde sempre tão caras à sociedade humana. Se a pantomima da caça, possivelmente praticada pelos povos ainda no período glacial[17], for considerada uma forma embrionária de representação, percebe-se que a transmutação em um outro "eu" pertence, na verdade, aos arquétipos da expressividade humana.

Em suas raízes, o termo "teatro" deriva do grego *theatron*, vocábulo cujo significado é "o local onde se vê", de onde se assiste a um fato de maneira privilegiada, designando, *a posteriori*, o hemiciclo que rodeia a *orquestra*, no espaço reservado às representações na Grécia antiga.

À parte as diversas variantes que o termo adquire, todos os sentidos da palavra podem, de alguma maneira, resumir-se na seguinte acepção: "[O teatro é a] arte de representar um conjunto de acontecimentos em que estão envolvidos seres humanos que agem e falam perante um público, segundo convenções que variam com as épocas e as civilizações" (Girard, Ouellet e Rigault, 1980, p. 12).

Onde, porém, estaria situada a fronteira entre o que se processa como ritual e o que é conceituado como teatro? O diretor polonês Jerzy Grotowski descreve um conceito bastante peculiar a respeito do assunto:

> Qual é a diferença entre ritual e espetáculo? A diferença está no lugar da montagem, e quando digo lugar me pergunto "está na percepção dos espectadores ou está nos atuantes?". Quando o lugar da montagem está nos

---

[17] Estudos levam a crer que, para se comunicar e preparar a caçada, o homem do período glacial provavelmente imitasse animais por meio de gestos e sons.

atuantes isto é o ritual; quando o lugar da montagem está na percepção dos espectadores isto é o espetáculo. (Grotowski, 1996, p. 57)

Outros termos concorrem ainda para o sentido agregado ao universo dramático, como a comédia. Designando diversos aspectos no decorrer da história, o vocábulo chega a significar, por exemplo, qualquer peça de teatro e, por extensão, tanto o local como a própria representação, elevando-se a um sinônimo literal do termo "teatro". É a etimologia da palavra que leva a precisar a origem da confusão: comédia provém do grego *comos* e *odè*, significando este último num sentido próprio *canto* ou *poema* que compõe uma festa ou cortejo, sendo o *comos* justamente o cortejo que precede o espetáculo quádruplo composto pelo ditirambo, pelo drama satírico, pela tragédia e pela comédia propriamente dita. Portanto, embora esquecida em sua acepção moderna, a palavra *comédia* tem como sentido original:

> Uma procissão, um cortejo de máscaras que tanto lembra uma atividade festiva como um elemento do ritual religioso e onde, num outro caso, o homem se desdobra para exibir o que é objeto de tabus: o enorme falo que era passeado em procissão, colocado na ponta de um pau ou em cima de um carro [...] refletindo, claramente, todo um universo interior recalcado, controlado, dominado. (Girard, Ouellet e Rigault, 1980, p. 14)

Essa assertiva é fundamental na medida em que permite compreender uma das características que, para muitos, constitui a principal função do teatro: a reflexão, a provocação e a crítica social. Em verdade, porém, a arte de caráter dramático jamais esteve desvencilhada de funções sociais, políticas e culturais no decorrer da história humana, quase nunca se limitando a um puro espaço de entretenimento.

Compondo-se de atos isolados ou de ações temáticas de progressão contínua, capazes de envolver conflito, clímax e desfecho, a prática do teatro sempre foi *mais* ou *menos* política e social, refletindo, e por vezes subvertendo, as características específicas da cultura e dos costumes do seu local de incidência, fosse ele uma nação ou comunidade. Inerente ao sentido de *ação* que o termo "drama" empresta, entre outros tantos, está a idéia de movimento, gesto, acontecimento. Para certos autores[18], seria a *vontade humana* a fonte geradora da ação, sendo que Hegel (1988) considera o *conflito* como seu principal elemento mobilizador, o que permite um possível conceito de que ação seria o movimento dos acontecimentos determinados pela vontade humana em conflito. Ou, ainda, numa perspectiva semiológica:

> A ação se produz desde que um dos actantes[19] tome a iniciativa de uma troca de posição na configuração actancial[20], interferindo assim no equilíbrio de forças do drama. A ação é, portanto, o elemento transformador e dinâmico que permite passar lógica e temporalmente de uma situação à outra. É a conseqüência lógico-temporal das diferentes situações. (Pavis, 1996, p. 8)

---

[18] Por exemplo, John Dryden (*apud* Pallotini, 1983).
[19] "Entidades gerais, não antropomorfas e não figurativas (exemplo: a paz, Éros, o poder político). Os actantes não têm mais que uma existência teórica e lógica num sistema de lógica da ação ou da narrativa" (Pavis, 1996, p. 4).
[20] "A noção de modelo (ou esquema ou código) actancial se impõe nas pesquisas semiológicas ou dramatúrgicas para visualizar as principais forças do drama e seu papel na ação" (Pavis, 1996, p. 2).

No momento inicial do trabalho com integrantes de um grupo de afásicos, ou seja, no exercício da arte dramática aplicada a esse contexto, há que ocorrer uma percepção das diversas *ações humanas* que poderão atuar como motivação para as atividades físico-gestuais, ou, ainda, para o que se pode chamar de *atitude corporal*, também associada às condutas do indivíduo nas diversas situações que envolvem seu cotidiano.

Em grande parte do tempo, a atenção deve centrar-se sobre a valorização das ações cotidianas que servem como molas propulsoras para as histórias e para as dramatizações. Embora num primeiro momento isso possa soar apenas como um resgate mnemônico-gestual, é o que na verdade constitui o cerne do processo, já que é com base na observação e reconstituição dos feitos e comportamentos comuns dos indivíduos que se busca o embasamento do trabalho.

Aqui, pode-se dizer, a contemplação da *ação humana* como *escrita cênica* eleva-a ao *status* de *texto* a ser lido. Isso sublinha, na verdade, uma determinante que separou de vez o teatro da literatura, com a qual foi por muito tempo confundido, empregando sua linguagem e adotando seus meios de análise. Coube, aliás, ao teatro o papel de resolver essa secular antinomia entre mente e corpo, ao se questionar a tradicional primazia exercida pelo texto, concebido de acordo com as idéias do autor sobre os demais elementos que compõem e materializam a cena, sobretudo a presença e a arte do ator. Nesse embate, acabarão contestados, e, em alguns casos, dispensados, o próprio autor, a personagem e até mesmo a arraigada tradição mimética ocidental.

Ora, se considerado o chamado teatro de texto, calcado numa obra previamente concebida, a escrita mostra-se insuperável nas suas duas funções principais, conforme relata Goody (*apud* Le Goff, 1996, p. 433):

> [...] Uma é o armazenamento de informações, que permite comunicar através do tempo e do espaço, e fornece ao homem um processo de marcação, memorização e registro; a outra, "ao assegurar a passagem da esfera auditiva à visual", permite "reexaminar, reordenar, retificar frases e até palavras isoladas".

Com isso, porém, se realça ainda mais uma peculiaridade da arte do teatro, uma vez que, se *a priori* a literatura dramática ganha um *status* de registro, *a posteriori* será apenas sua representação que constituirá o fenômeno teatral, o que transpassa o puro registro e torna-se atualização. Esse procedimento, ao mesmo tempo que parte do exterior, o texto da peça, necessita de um reprocessamento no corpo do ator, inserido no tempo e no espaço presente em que se situa, a fim de "apresentar de novo" ou tornar presente e significativo o passado, o ausente e, mesmo, o que até então era inexistente. Assim como a poesia, o teatro está identificado com a memória e o fenômeno teatral (representação), portanto, não é apenas registro, mas, em especial, um exercício de memória viva, inscrita fundamentalmente com base na ação, e não apenas na imagem (texto impresso).

Parece possível, no teatro, adensar aquela característica da pintura, em que ela deixa de ser apenas cópia para ganhar autonomia em relação à natureza, superando o estado de *coisas* para chegar ao estado de *formas* vivas. Se na pintura, ainda que viva, a forma se apresenta em estado latente, sugerindo um inequívoco devir ou presença do elemento dramático, potencializado em seus contornos, no teatro esse movimento dramático simplesmente *é*. E é no pleno domínio da dramaturgia da cena que será possível transpassar a pura naturalidade, fazendo que ela opere satisfatoriamente suas funções de representação e/ou significação. Pode-se afirmar, portanto, que o exercício da arte dramática deve calcar-se na operacionalização desses dois elementos que constituem a dramaturgia: texto e ação.

A DRAMATURGIA COMO PRESSUPOSTO

Cena: O restaurante

Um casal está sentado à mesa de um restaurante. O garçom entra carregando uma garrafa, despeja cerveja nos copos, coloca a garrafa sobre a mesa e sai. Antes de beber, o casal brinda. Depois de beberem, expressam satisfação. O garçom volta, serve os pratos e sai novamente. O casal come e, de vez em quando, bebe a cerveja. O garçom entra novamente, recolhe os pratos e, em seguida, traz um café para a senhora. Ela adoça o café e bebe.

Observação: nessa cena, os objetos são "invisíveis", visualizados por meio dos gestos e da sonoplastia. Irma e Marcello fazem o casal, e eu, o garçom. A sonoplastia da cena é feita ao vivo, ou seja, no transcorrer das ações, cada detalhe que produza som vai sendo trabalhado pelo restante do grupo, sentado ao redor da cena, desde as expressões dos indivíduos até os ruídos e "tilintares" de copos, pratos e talheres. Cada participante incumbe-se de um ou mais sons.

Em geral, uma pessoa afásica não perde a consciência de seu estado presente e, portanto, das limitações que a lesão cerebral impõe em relação à sua vida social e psicoafetiva. No contato com os integrantes de um grupo de afásicos percebe-se que a recordação de um passado neurológico saudável e, concomitante a isso, a plena consciência dos males do presente tendem a fazer que o afásico crie uma expectativa de retorno a suas condições passadas e, em certa medida, ao próprio passado.

No caso específico da afasia, que incide basicamente sobre a relação social, por meio das limitações que impõe às práticas expressivas e comunicativas, não há ainda como se ter a perspectiva de uma cura plena com base na concepção tradicional que o termo evoca. Portanto, mesmo considerando os avanços que a ciência permite vislumbrar para um futuro próximo, essa cura será extremamente relativa, não se limitando à questão biológica, mas estando intrinsecamente ligada à capacidade do sujeito em conviver com o mal ou com os resquícios dele, assimilando suas novas condições. Para tanto, necessariamente, ele deve assumir tais condições, a fim de conhecê-las, e, conhecendo-as, poder reelaborar novas práticas de relação com o mundo.

Para Santo Agostinho, embora só vivamos o presente, este teria três dimensões: o presente das coisas passadas, o presente das coisas presentes e o presente das coisas futuras. Na medida, pois, em que a concepção e significação do passado dependem em grande parte do presente, parece bastante oportuna a perspectiva histórica em que "toda história é bem contemporânea, já que o passado é apreendido no presente e responde, portanto, aos seus interesses, o que não é só inevitável como legítimo. Pois que a história é duração, o passado é ao mesmo tempo passado e presente" (Le Goff, 1996, p. 51).

Vale ainda um paralelo com a relação presente–futuro feita por estudos neuropsicológicos, que reconhecem mecanismos pelos quais o futuro exerce sua influência sobre o comportamento presente:

> Tornou-se bastante claro que o comportamento humano é de natureza ativa, que ele é determinado não apenas pela experiência pregressa, mas também por planos e desígnios que formulam o futuro, e que o cérebro humano é um aparelho notável, que pode não apenas criar esses modelos do futuro, mas também subordinar a eles o seu comportamento. (Luria, 1984, p. 1)

Com base nisso, parece possível uma intervenção significativa de atividades teatrais calcadas na "fala" verbal e não verbal, cujo programa busque auxiliar o sujeito na reorganização de sua percepção, incorrendo numa perspectiva diferenciada em relação ao presente e, portanto, ao próprio futuro. A partir disso, percebe-se que o uso da *dramaturgia* pode contribuir de maneira substancial para uma sistematização do trabalho.

A sociologia e os estudos do comportamento apontam uma compreensão bastante ampla do termo, como afirmam Brisset e Edgley (1990, p. 2): "A definição mais objetiva de dramaturgia é a de que se trata de um estudo de como seres humanos investem sentido a suas vidas".

De fato, em sua acepção, Goffman (1996) mostra-nos uma interessante possibilidade de compreensão para o termo, na qual transfere seu significado a toda e qualquer situação social. Nessa sua concepção, os "atores" seriam todos os indivíduos que compõem uma sociedade e que, necessariamente, estão sempre a desempenhar um papel nas suas relações.

Nessa representação constante e quase ininterrupta, o próprio "ator", de posse de um "*script*", desenvolve sua parte e recita um "texto" que vai sendo concebido simultaneamente a sua atuação. Os passos em falso ou as rupturas nos ditames do *"script"* levam a equipe (grupo social) a que pertence o "ator" a improvisos e adaptações, visando preservar o roteiro e garantir a continuidade da cena. De outro modo, a fim de evitar ou minimizar esses atos falhos, são desenvolvidas maneiras de alertar o faltoso e de induzir os demais a não cometerem os mesmos deslizes:

> Quando um ator irrefletidamente faz uma contribuição intencional que destrói a imagem de sua própria equipe, podemos falar de "gafes" ou "ratas". Se um ator põe em risco a imagem de sua personalidade projetada pela outra equipe, falamos de "mancada" ou dizemos que o ator "meteu os pés pelas mãos". Os manuais de etiqueta fornecem clássicas advertências contra tais indiscrições. (Goffman, 1996, p. 192)

Essa vigilância constante de seus pares exerce grande pressão sobre os indivíduos, levando-os a se preocupar em exercer o que Goffman (1996, p. 198-9) chama "disciplina dramatúrgica":

> Um ator disciplinado, dramaturgicamente falando, é aquele que se lembra de seu papel e não comete gestos involuntários ou "faux pas" ao desempenhá-lo. É pessoa discreta; não trai a representação ao revelar involuntariamente seus segredos. É alguém com presença de espírito, podendo encobrir instintivamente um sentido inadequado por parte de seus companheiros de equipe enquanto ao mesmo tempo mantém a impressão de

estar simplesmente executando seu papel. [...] O ator disciplinado é também alguém dotado de autocontrole. Consegue suprimir sua resposta emocional a seus problemas pessoais, aos companheiros quando cometem erros e à platéia, quando instiga sentimentos adversos ou hostilidade para com ele. E é capaz de deixar de rir a respeito de assuntos considerados sérios e de deixar de levar a sério assuntos humorísticos.

Tal abordagem permite perceber o amplo alcance das possibilidades dramatúrgicas, não apenas restritas ao âmbito da atividade artística, mas conotadas de um sentido público e social, e transportando seus valores para a vida diária. Nesse sentido, a dramaturgia coloca-se como anterior à prática da representação teatral, dando a possibilidade de ver no ser humano um "ator" social, naturalmente capaz de exercer seus diferentes papéis. Mesmo que com algumas nuances no nível da "disciplina dramatúrgica", todos a exercitam e são capazes de desempenhar, com maior ou menor grau de concordância e autenticidade, o que lhes for delegado nas diferentes "cenas" das quais participam.

Embora abrindo uma perspectiva redimensionada em relação ao vocábulo, essa concepção isoladamente não contempla ainda os termos aqui considerados, uma vez que se parte de um pressuposto genuinamente ligado à arte do teatro. Caberia, portanto, uma sobreposição dos termos sociológicos aos termos artísticos, considerando o objetivo de um exercício estético concebido num espaço social predeterminado:

> A dramaturgia, no seu sentido mais genérico, é a técnica (ou a poética) da arte dramática, que procura estabelecer

os princípios de construção da obra, seja indutivamente a partir de exemplos concretos, seja dedutivamente a partir de um sistema de princípios abstratos. Esta noção pressupõe um conjunto de regras especificamente teatrais cujo conhecimento é indispensável para escrever uma peça e analisá-la corretamente. [...] Enfim, a tarefa final e principal será efetuar o "ajuste" entre texto e cena, decidir de que forma interpretar o texto, como dar-lhe um impulso cênico que o esclareça para determinada época e determinado público. (Pavis, 2001, p. 113)

Desse modo, a dramaturgia que chamarei aqui *corporal*, embora valendo-se de condições e de valores sociológicos, isola diversos fragmentos daquele universo para efeito de um olhar reflexivo, para não dizer estético. Diferencia-se, ainda, da concepção clássica de obra literária acabada e de um único autor, e mostra-se como processo e como *escrita cênica*, criada de acordo com experiências e práticas dos realizadores da cena, em especial, os atores e o diretor.

Cabe notar que, embora uma obra dramática, como gênero literário, possa ser considerada acabada, como obra de ficção, entretanto, ela será sempre inacabada. A ficção descola-se da escrita e vai para além dela, mostrando personagens que, por si sós, são dinâmicos e não se limitam jamais a um texto impresso.

A aproximação do termo "dramaturgia corporal" com o conceito clássico de dramaturgia como obra literária estaria justificada no fato de ambos terem um caráter de escrita, se considerarmos o corpo como instrumento capaz de desenvolver no espaço formas e expressões significativas. O conceito de dramaturgia aqui referido unifica texto e palco, e formula o que por vezes se denomina "vida" do texto e do espetáculo, reafirmando a tese de que a dramaturgia seria um "trabalho" no qual as ações, sejam as do texto ou as do palco, se entrelaçam (cf. Ruffini, in Barba, 1995, p. 241). Some-se a isso que a origem da palavra texto está em "textura", "tecedura", antes de significar um conjunto de palavras faladas ou escritas, impressas ou manuscritas.

Nesse sentido, a cena "O restaurante", descrita na abertura desta seção, serve de exemplo para uma dramaturgia possível, pois que contempla os elementos fundamentais que a constituem, texto e ação, redimensionados os termos conforme preconizado até aqui. Nela, o *texto* é transferido para o corpo não apenas daqueles que compõem e participam do convencional diálogo (homem, mulher e garçom), mas também para a seqüência de tarefas a serem cumpridas pelos demais que, mesmo sem fazer uso da palavra, compõem um texto embutido na sua relação com os acontecimentos. Sendo os objetos "invisíveis", sua presença e significação tornam-se possíveis, sobretudo, por meio da sonoplastia efetuada por eles.

Se, para nós, *ação* é o movimento dos acontecimentos determinados pela vontade humana em conflito, ela aqui se encontra nos atos de cada um dos sujeitos, considerando suas particulares condições e *especificidades*[21]. Nesse sentido, pode-se até dizer que o *engajamento,* tantas vezes preconizado nos atores, estaria aqui presente no real drama que envolve tais sujeitos, cuja função é o simples ato de realizar certo som num momento específico. Isso é possível na medida em que as referidas condições desses sujeitos possibilitam acionar neles processos que garantam, acima de tudo, a permanência do *vivo*, estado difícil de se vislumbrar ou vivenciar na ausência

---

[21] Tratarei da *especificidade* que toma o lugar da *especialização* na cena contemporânea, no texto "De atores", do capítulo seguinte.

de tais condições. E o que é o *engajamento* ou a *presença* cênica do ator se não um estado que realce essa condição latente, de vida e pulsação?

O trabalho do comediante[22] é uma totalidade, não por adição ou acumulação, senão por estruturação textual. A partir do momento em que se trata de textualidade, onde o que se faz é um texto, é legítimo buscar quais são os princípios organizadores deste trabalho textual, e destacar um determinado número de oposições estruturantes que permitem ao espectador reconhecer-se nesse texto. (Ubersfeld, 1997, p. 235)

O contínuo e o descontínuo (harmonização ou discrepância no nível dos signos, o enfoque na unidade ou nas transformações da atuação), coincidência ou hiato entre o ator e a personagem, nível de expressividade e insistência sobre a palavra ou sobre a gestualidade mostram-se como opções complementares, a serem também assumidas. Contudo, as prerrogativas apontadas ainda não parecem plenamente satisfeitas, uma vez que tais assertivas levam na verdade a um novo dilema: é, de fato, a atores que nos referimos? Em que termos, aliás, essa definição se coloca como fundamental?

Mas, afinal, o que é mesmo um *ator*?

---

[22] Mantenho aqui o termo que em espanhol, e também no português, é sinônimo de ator.

Do ato

DE ATORES

Em sua preparação, o ator deve sempre considerar que, tão importante quanto aquilo que fala ou expressa, é o *como* fazê-lo. E é isso que caracteriza qualquer tipo de arte, e pode determinar um estilo, uma estética, uma filosofia de trabalho. O mesmo objeto de observação pode parecer outro se visto sob a ótica de diferentes artistas que, em função de seus procedimentos e utilização de recursos específicos, vão dar-lhe ares diversificados. Obras distintas surgirão de um mesmo ponto, não apenas por questão de referências pessoais, mas, especialmente, pela técnica utilizada e pelo efeito estético alcançado.

Em uma de suas prerrogativas maiores – o trabalho sobre a memória – não cabe ao ator o direito do esquecimento, mas, ao contrário, a quase-obrigação de lembrar-se o tempo todo. A ele é dada a responsabilidade de não esquecer para, em seguida, lembrar-se sempre. Para tanto, passa semanas ou meses trabalhando sobre um texto ao qual, nos primeiros ensaios, deve aplicar recursos mnemônicos a fim de que o que tem de ser dito se instale em sua mente. No decorrer dos ensaios e, mais tarde, pronto o espetáculo, cabe a ele assegurar-se de não mais esquecê-lo, apossando-se do texto, que deverá ser expresso de maneira quase natural com base em estímulos e comportamentos corporais, e em sua relação com o outro e com o espaço.

Porém, da mesma maneira que o termo "palco" ganha novas configurações de acordo com a adoção contemporânea da expressão *espaço cênico*[23], também o termo "ator", tradicionalmente aplicado àquele que interpreta um texto para um público, ganha novos contornos e amplia seu alcance quando substituído por *performer*, palavra de raiz saxônica que acabou sendo adotada em todo o mundo para traduzir uma função que, ao contrário da capacidade de mímesis, enfatiza as qualidades pessoais e as habilidades individuais do artista:

> Num sentido mais específico, o performer é aquele que fala e age em seu próprio nome (enquanto artista e pessoa) e como tal se dirige ao público, ao passo que o ator representa sua personagem e finge não saber que é apenas um ator de teatro. O performer realiza uma encenação de seu próprio eu, o ator faz o papel de outro. (Pavis, 2001, p. 284-5)

---

[23] "É o espaço real do palco onde evoluem os atores, quer eles se restrinjam ao espaço propriamente dito da área cênica, quer evoluam no meio do público" (Pavis, 2001, p. 132).

Radicalizando tal compreensão, alguns autores chegam a afirmar ironicamente que "até mesmo" os atores podem fazer teatro. Essa nova função, surgida das necessidades impostas pelas novas formas de expressão na contemporaneidade, é de extremo interesse não apenas porque amplia o alcance do termo, mas porque (e sobretudo) subverte seu sentido tradicional. Nesse processo, ao contrário de uma especialização a ser adquirida por meio de aprendizagem, o valor está na especificidade, ou seja, nas qualidades já inerentes ao indivíduo, de preferência, um não-ator.

Para uns, a importância de se trabalhar com não-atores surge do distanciamento que o teatro profissional vai tomando em relação à vida:

> Eu não sustento de modo algum que cada um somente pode representar seu próprio tipo social, embora na maior parte das vezes isso fosse o melhor. Quero é afirmar que a arte da observação da vida social foi enterrada pelo teatro profissional. E que os próprios estudantes representam o que observam com mais vigor e simplicidade do que muitos atores hoje em dia, que de tanto representar esqueceram a realidade.[24] (Wekwerth, 1986, p. 28)

Para outros, o trabalho com não-atores visa na verdade uma alteração no papel do *espectador*, interlocutor levado ao centro da ação por meio de uma interferência direta na cena. É dele o papel de transformar a sociedade, e pode preparar-se para isto por meio do teatro:

---

[24] O autor fala aqui em *tipos sociais*. A função do não-ator permaneceria, portanto, similar à do profissional, representando, neste caso, o seu referido tipo.

O Teatro do Oprimido tem dois princípios fundamentais: primeiro – transformação do espectador, ser passivo, recipiente, depositário, em protagonista da ação dramática, sujeito, criador, transformador; segundo – não tratar apenas de refletir sobre o passado, mas sim preparar o futuro. (Boal, 1984, p. 18)

Há, ainda, aqueles que têm nas atividades com não-atores um recurso apropriado para o alcance de uma estética determinada e para a constituição de um novo processo criativo:

Como [Robert] Wilson está interessado na expressão de cada indivíduo particularmente, no potencial artístico de cada ser humano, ou seja, nas possibilidades do performer ao invés das possibilidades do ator, suas peças expressam um confronto entre diferentes códigos ou vocabulários, provenientes de cada performer em particular e não um vocabulário comum designado por um diretor para ser expresso pelo grupo todo. (Galizia, 1986, p. 74)

Aqui, diferentemente das formas tradicionais de atuação, o diretor está mais preocupado em estimular a própria maneira de ver e fazer do *performer*. O mais notável nos procedimentos de R. Wilson está não apenas em sua capacidade de inversão do vetor, buscando processar o que soaria impróprio a uma criação convencional, mas, em especial, em sua maneira de abordar a especificidade. É dessa especificidade, genuinamente presente em não-atores, que ele faz sua matéria-prima.

Em que pese às diferentes razões para o trabalho com não-atores, o que vale nesse processo de criação teatral é um procedimento que expresse as possibilidades de atuação do *indivíduo* e concorra para o enaltecimento e significação de suas características particulares. É, portanto, o uso dessas especificidades que interessam à presente reflexão.

O doutor Oliver Sacks, célebre neurologista inglês, considera ser uma das funções da arte a ampliação da consciência. Ora, em muitos casos, representar papéis e atuar em situações diversas podem favorecer a própria identidade: não sou o outro, porque o reconheço como tal e não como eu mesmo. Além disso, em se concordando com a premissa de que a consciência, privada de seu conteúdo semiótico e ideológico, é simples ato fisiológico, sem qualquer sentido (cf. Bakhtin, 2000), então essa linha de trabalho terá por característica a ampliação do ato consciente, uma vez que envolve os diversos canais que constituem a percepção, a significação e o pensamento humano.

A concordância com a idéia de um mundo múltiplo, em que a personalidade do indivíduo se apresenta também multifacetada e em transformação constante, leva a uma atuação que interfira significativamente nas relações desse indivíduo com o grupo social. De maneira objetiva, pode-se afirmar que se trata aqui da própria questão cultural do ser humano e de seu desenvolvimento:

> O desenvolvimento cultural é o processo pelo qual o mundo adquire significação para o indivíduo, tornando-se um ser cultural. Fica claro que a significação é a mediadora universal nesse processo e que o portador dessa significação é o outro, lugar simbólico da humanidade histórica. (Pino, 2000, p. 66)

Isso implica, uma vez mais, questões que entram e se interpenetram no âmbito da atuação, na medida em que resvala na concepção do que vem a ser o "eu" e o "mim", esse "outro" que habita em mim, mas que sou eu mesmo sob a ótica do outro. Esse outro que, portanto, está em mim por meio das relações sociais que estabeleço.

O mim é uma invenção da humanidade; a humanidade criou o indivíduo (cf. Janet *apud* Goés, 2000b): existe uma repercussão recíproca entre as personalidades do indivíduo e dos outros, tornadas singulares pela experiência social e, mais tarde, reconstituídas por cada indivíduo, o que dá uma base sociogenética para o que vem a ser cada um.

Para muitos autores, há na criação artística uma etapa de ebulição, de efervescência, em que o artista parece não ter parâmetros nem domínio. A esse momento, denomina-se *caos criativo*: é o instante da abertura, do descompromisso, da improvisação. É nessa fase que normalmente se dariam os *insights*, as chamadas "sacadas", na maioria das vezes originais.

A origem disso estaria em que, dadas as circunstâncias, o artista pode então partir em busca de suas possíveis referências, experiências passadas e percepções não apenas de âmbito concreto, mas também intuitivo.

Entretanto, na maioria das produções que fazem uso desse processo, se acaba por tê-lo como uma etapa a ser superada e, muitas vezes, esquecida, moldada às formas impostas pelo texto ou pela encenação. Mas há também aquelas práticas que, ao contrário, incorporam essa etapa e suas principais características como matéria principal, sobre a qual deve alicerçar-se o *resultado* (e não *produto*) artístico.

Já nos anos 1930, Antonin Artaud (1896-1948) preconizava o que chamava "linguagem teatral pura", que escapa à palavra e se faz por signos, gestos e ações que, em si, representem idéias, atitudes de espírito e aspectos da natureza:

[...] Na medida em que essa linguagem parte da cena, onde extrai sua eficácia de sua criação *espontânea* em cena, na medida em que se defronta diretamente com a cena sem passar pelas palavras (e por que não imaginar uma peça composta diretamente em cena, realizada em cena?), o teatro é a encenação muito mais do que a peça escrita e falada. (Artaud, 1993, p. 34; grifo do autor)

Conceitos como esse estimulam a experimentação e uma conseqüente incorporação estética das qualidades do acaso que incorrem, por exemplo, no *happening* e na *performance*, estilos muito semelhantes que entre outras práticas se utilizam do imprevisto e do aleatório, além de associar diversas das linguagens artísticas como a dança, a música, o teatro e as artes plásticas: "[Na *performance*] enfatiza-se a efemeridade e a falta de acabamento da produção, mais do que a obra de arte representada e acabada" (Pavis, 2001, p. 284).

Um dos artistas mais identificados com o uso desses recursos no alcance de resultados artísticos é o diretor de teatro norte-americano Robert Wilson. Em sua obra se torna bastante comum a estimulação dos modos de percepção, marcada por uma qualidade onírica, de movimentos em câmera lenta e de atividades simultâneas, que acima de tudo incidem na expansão do tempo de apresentação – algumas de suas peças chegam a durar dias.

Num de seus espetáculos mais elogiados, *O olhar do surdo* (1971), Wilson inspirava-se nas visões e desenhos de Raymond Andrews, adolescente surdo-mudo, e, a partir de 1973, inicia um trabalho em pareceria com Christopher Knowles, criança considerada autista, que também atuava nas apresentações. A parceria dura muitos anos e é justamente a partir do contato com Knowles que o diretor busca incessantemente um tratamento arquitetônico para o texto, desafiando o que, na escola, os professores tentavam reprimir na criança. As criações surgiram com base em diálogos entre ambos:

> Ele funcionava como um instrumento incentivador da criatividade de Knowles, despertando aos poucos sua sensibilidade. Wilson reconheceu nas construções rítmicas de Knowles uma linguagem genuína, uma espécie de vocabulário em expansão. [...] Wilson explica seu conceito particular de linguagem, ao comparar os sons emitidos por Knowles aos sons articulados por Raymond Andrews, o menino surdo-mudo que inspirou *O olhar do surdo*: "Você tem uma laranja... e no centro dessa laranja há um cubo, um cristal. Essa laranja é o mundo; esse cubo é uma maneira de ver o que quer que aconteça neste mundo. No caso de Christopher, ou mesmo de Raymond, ali havia uma linguagem. Um dia eu disse o seu nome, Raymond, bem alto, e ele nem se virou. Então eu disse "Aounn" e ele se virou. Foi emocionante. Ele se virava e eu imitava os seus sons, os sons de uma pessoa surda, e havia um reconhecimento daquele som. Dava para ver isso no rosto dele... Então talvez esta também seja uma linguagem, assim como o francês é uma linguagem. E é isto o que está no centro do cubo. O centro da linguagem. Talvez seja uma linguagem que possa ser aprendida ou compreendida". (Galizia, 1986, p. 76)

Essa peculiaridade no entendimento da linguagem leva Wilson a explorar muito mais as possibilidades sonoras do discurso. Percebendo uma lógica matemática nos sons produzidos pelo menino, ele passa a experimentar a desintegração do elemento discursivo, dando ênfase aos sons surgidos na construção de estruturas fonéticas.

Uma análise sobre os processos criativos de Robert Wilson foi feita com grande propriedade por Galizia e, além da possibilidade não convencional que se pode ter no tratamento da atuação, apresenta um exercício dramatúrgico que permite ao *performer* tanto interferir quanto sofrer e incorporar as interferências do meio. Tem-se aqui, adensada a sua função, a responsabilidade pela criação e desenvolvimento do texto: o *performer* como dramaturgo. Dessa maneira, o texto é centrado em suas ações que, por sua vez, decorrem não de uma trama prévia, mas de estímulos passíveis de ocorrer e de se alterar no próprio curso da criação/atuação.

DE AFÁSICOS

Cena: Som

Hoje, fazemos um exercício de pôr sons nos movimentos realizados por alguém.

Eu (a João Manuel): *Faz um movimento, seu Manuel.* (Ele bate com o dedo indicador direito na palma da mão esquerda)

Rindo, Silvia copia o movimento de João Manuel.

Eu: *Que som que a senhora pode colocar lá?*

Silvia (depois de observar um pouco): *Som-som-som-som...*

Se a um ator, no sentido convencional, não é dado o direito do esquecimento, ao afásico impõe-se em grande parte das vezes a convivência com uma constante obstrução da memória, tentando ele quase sempre lembrar para, em seguida, esquecer de novo.

É preciso, obviamente, considerar que o ato de esquecer e lembrar não são frutos de leis infalíveis, sendo evidente que, em qualquer circunstância, uma pessoa pode estar sujeito a ambos. A um ator, entretanto, cabe o uso de recursos mnemônicos a fim de evitar o esquecimento ou, pelo menos, reduzir sua incidência. Também um afásico não se esquece sempre, sendo esse "esquecimento" bastante relativo, uma vez que, com freqüência, a dificuldade está simplesmente na execução, ou seja, na tradução física, fonológica, do pensamento. Como Ulisses, ambos precisarão descobrir e demarcar em suas mentes as rotas que, de alguma maneira, possam ajudá-los no caminho de volta, no retorno ao porto seguro, ou seja, o bom termo da memória, o objeto a ser lembrado – ou a não ser esquecido.

Regidos por uma mesma deidade, Mnemosyne, o lembrar e o esquecer para os gregos constituíam-se como as duas faces de uma mesma moeda, no sentido de estarem presentes intrinsecamente um no outro. Era necessário, pois, uma vigília constante, permanente. Ao mesmo tempo que inspiravam e revelavam, as Musas, filhas de Mnemosyne, quando ausentes poderiam suscitar o esquecimento e a obscuridade do pensamento. Eram capazes de dizer coisas falsas de modo a parecer verdade e também, quando queriam, sabiam dizer coisas verdadeiras. Ora, dizer/mostrar algo inverídico (ou irreal) como se fosse verdade (ou realidade) é justamente o papel do ator. E ele o fará por meio de sua arte (*techné*). Essa mesma arte pode ativar e aperfeiçoar a memória, que se divide em dois tipos, segundo Frances Yates (cf. Smolka, 2000): a memória *natural*, que nasce com o pensamento, e a *artificial*, que pode ser treinada.

No trabalho com afásicos, entretanto, diferentemente da prática com atores, é muito mais interessante e adequado um olhar sobre o percurso inverso, ou seja, não os recursos para *não esquecer*, mas justamente as possibilidades do *lembrar* apesar e mesmo com base no esquecimento, que, ao contrário do que se preconiza, pode não significar a ausência, e sim a presença de algo, ainda que oculto.

Cena: O silêncio

Eu: *Se eu fizer isto pra você...* (Levo o dedo indicador aos lábios, em sinal de silêncio)
Silvia (rindo): *Num sei.*
Volto a insistir, propondo uma nova estratégia.
Eu: *Fala bem alto. Grita.*
Silvia sorri.
Eu: *Dá um grito. Fala ooooooouuu!*
Silvia (gritando): *Oooooooo...*
Eu (interrompendo-a, faço-lhe o sinal de silêncio): *Chhhhhh!!!*
Silvia (cessando imediatamente o grito): *... Ééé... sinal.*
Eu: *Sinal do quê?*
Silvia: *Prá gritá.*
Algum tempo depois, sugiro que o grupo mostre uma situação que auxilie Silvia na compreensão do sentido que tem o referido gesto. Marta e Neusa simulam uma discussão.
Neusa (apontando para Marta, grita-lhe): *Ah, você tamém!!!...*
Marta (respondendo com gestos e gritos): *Aaah, o quê?... Você!*
Irma (dirigindo-se às duas, leva o dedo indicador à boca, em sinal de silêncio, e bate o pé no chão por algumas vezes):

Psssssiu!!! (Ambas interrompem a discussão. Silvia levanta-se ao final da cena, observando)
Eu (apontando para Irma): *O que significa?... O que ela fez, dona Silvia?*
Silvia: *Fica queto!*
Eu: *Oooh, muito bom.* (Alguns aplaudem) *Então, o que significa isto?* (Faço de novo o gesto de silêncio)
Silvia (depois de pensar um pouco, fala sussurrando): *Silêêncio.*
O grupo todo aplaude.

Na transposição de um programa de exercícios comumente utilizados na preparação de atores para efeito com um grupo de afásicos, é preciso sem dúvida considerar as especiais condições apresentadas por estes sem, no entanto, excluir as exigências contidas nas atividades. Trata-se apenas de adaptar alguns de seus aspectos.

Uma das inegáveis diferenciações, por exemplo, está no trabalho com palavras, uma vez que, na maioria dos casos de afasia, há extrema dificuldade, quando não em lembrar, em articular as palavras ou sentenças. Assim, certos exercícios, como relatado a seguir, podem se dar parcialmente, eliminando-se o segundo momento, no qual o pleno domínio da memória e da articulação de palavras é indispensável.

No desenvolvimento de um trabalho com afásicos ganha cada vez maior importância o recurso epilingüístico e o uso de metonímias[25] como fenômenos auxiliares fundamentais a

---

[25] A *metonímia* é um termo que consiste em "designar um objeto por uma palavra designativa de outro que tenha com ele uma relação de causa e efeito (trabalho, por obra), de continente e conteúdo (copo, por bebida), lugar e produto (Bordéus, por vinho Bordéus), matéria e objeto (porcelana, por louça de porcelana) [...]" (cf. Holanda Ferreira, 1975, p. 919).

serem explorados pelo indivíduo. É por meio de simulacros verbais e corporais que o sujeito percebe a real possibilidade de ampliar sua capacidade de comunicação, ainda que fora dos padrões normatizados e socialmente tidos como corretos. Nesse âmbito, é interessante e de grande valia o uso e a incorporação de gestos, sons e vocábulos, ainda que incomuns, como instrumentos para a contextualização dos enunciados.

Por sua vez, detendo uma posse satisfatória da memória e da articulação de palavras, um ator não afásico poderá buscar a melhor forma de fazê-lo. Não se trata, porém, de dar artificialmente variadas formas a um mesmo vocábulo ou sentença, como pressupõe um velho jargão teatral. Ao contrário, sugere-se o cuidado de evitar os recursos ardilosos que, ao incidirem sobre a palavra, conduzem a uma expressão exacerbada e puramente mecânica. Será preciso então que o indivíduo invista um valor pessoal, ao mesmo tempo que se apossa do sentido que emana culturalmente dos vocábulos e das sentenças que emite. A isso se pode chamar "apropriação" da palavra, ou seja, a apreensão da qualidade semântica nela inscrita que, quando lida ou verbalizada, permite impressões ou sensações intrínsecas a sua constituição fonêmica e etimológica.

Retornando ao caso anterior, no trabalho com afásicos, em que é possível fazer ver os recursos de expressão concomitantes e/ou alternativos à palavra em si, uma bela imagem seria a de sua "restauração" por meio dos diversos fragmentos de sentido que nela se apresentam e são evocados. Este se revela por meio de acepções periféricas, expressas em vocábulos auxiliares ou em sons/gestos que forneçam alternativas de significado a fim de que se aproxime ou se chegue à exata compreensão daquilo que se quer dizer.

Alguns desses procedimentos podem mesmo se assemelhar a estágios de desenvolvimento já superados, por exemplo, a fala interior, fenômeno de transição de funções interpsíquicas para funções intrapsíquicas. Seu surgimento estaria relacionado, conforme Vygotsky (1995), ao fim da fala egocêntrica, dita em voz alta e reveladora do diálogo que a criança estabelece consigo mesma, com o intuito de concatenar as idéias e planejar ações. Psicologicamente constituída por predicados e pela omissão do sujeito, a fala interior se dá quase sem palavras, operando com a semântica e apresentando o predomínio do sentido sobre o significado.

Um exemplo para o que se denomina aqui "restauração" da palavra, pressupondo o uso de recursos auxiliares ou substitutivos, está na cena "O silêncio", que é parte de um exercício realizado com base em sinais gestuais. Naquele dia, o objetivo era explorar as possibilidades expressivas do gesto, somadas às expressões do rosto, do olhar e do corpo como um todo.

Vários exemplos foram sendo dados pelos participantes: o gesto de chamar alguém, movimentando o braço e a mão; a ameaça a uma criança que faz algo de errado, em que a mão, com os dedos juntos e esticados, mostra a palma para cima e adiante, com movimentação lateral do pulso etc.

Em determinado momento, Silvia, estando sentada numa cadeira, afirma estar compreendendo o exercício e dá como exemplo de sinal, para andar depressa, o esticar de uma perna. Um dos participantes lhe diz para levantar-se e andar rápido, o que ela faz, porém, como se marchasse. Foi-lhe esclarecido que esse ato não simboliza, mas *é* o ato em si. Seria preciso, pois, um gesto que substituísse e representasse o ato.

Embora sem conseguir expressar-se adequadamente, ela demonstrava compreender perfeitamente o que lhe era proposto, pois que, num raciocínio simples, "perna" está relacionada e, portanto, pode significar "andar" ou "correr". Sendo assim, seria possível afirmar que Silvia cumpriu o que lhe foi proposto, visando realizar um signo gestual ou gesto significativo.

Em seguida, ocorre o descrito na cena anterior, em que lhe é feito um sinal de "silêncio", com o dedo indicador para o alto e com sua lateral sobre os lábios. Embora sem conseguir traduzir em palavras o significado do gesto, fica evidente que o compreende, pois, quando lhe é sugerido que grite e lhe é feito o sinal, imediatamente ela cessa o som. Perguntada de novo sobre seu sentido, diz que se trata de um sinal para gritar. Ou seja, ainda que invertendo verbalmente a resposta, está claro que, de novo, seu raciocínio está contextualizado, atento ao assunto.

O que ocorre depois é um quase-rastreamento do raciocínio de Silvia. Considerava-se que ela compreendia perfeitamente o que era dito e o significado dos sinais, apenas não conseguia traduzir isso em palavras. Portanto, duas pessoas representam uma discussão e uma terceira interrompe, fazendo o sinal de "silêncio!". Silvia observa e, após assistir à cena, diz que o sinal quer dizer "fica quieto!"; logo depois, questionada de novo, responde sussurrando, como se interpretasse o sentido da palavra: "silêncio!".

Em continuidade, foi proposto aos participantes que respondessem individualmente às perguntas feitas por meio dos sinais de positivo ou negativo. Embora Silvia perseverasse, mantendo na memória o exercício anterior e dizendo inicialmente que os sinais propostos (positivo/negativo) significavam "silêncio!", quando chegou a sua vez de responder afirmativa ou negativamente à questão que lhe foi proposta, o fez corretamente, mostrando o sinal correspondente.

Mais tarde foi exemplificado para o grupo, por meio de novelas de rádio, como a voz ou a criação de sons e ruídos podem substituir imagens, ou criá-las virtualmente, na imaginação do ouvinte. Para tanto, foram feitos sons com a voz, significando diversas sentenças e expressões humanas, e também utilizados objetos a fim de criar efeitos, como o galope de um cavalo. Embora parecesse simples e claro o que se propunha, quando foi passada ao grupo a tarefa de dar exemplos e criar sons expressivos, chegou a parecer que alguns nada entenderam. Por diversas razões, entretanto, se fazia óbvio que haviam compreendido o assunto, mas que, para diversos deles, havia um lapso entre a assimilação intelectual e sua transferência para a elaboração e o processamento no plano físico, para a ação propriamente dita.

Tais exemplos parecem reforçar a tese da "logofobia" social vigente, em que o domínio e a destreza na articulação da palavra são postos como condição *sine qua non* para a expressividade e para a comunicação humana. Enfim, quando ao indivíduo se dificulta o exercício da fala, como no caso das afasias, ainda assim haverá um natural predomínio do pensamento, da razão. Afora as questões instintivas, todos acabam ensinados e aprendem que é necessária uma compreensão racional antes de agir. Dessa maneira, em função dos danos que causa à cognição, elemento intrínseco à razão, a afasia retarda, quando não impede, que a ação ocorra. Obviamente, esse retardo é também resultado da busca por alternativas que o cérebro fará, como solução para as limitações que enfrenta.

Cena: Imagens sonoras

O grupo está de costas para mim. Começo, então, a criar uma seqüência de ações que, de alguma maneira, produzem sons esparsos que permitem identificá-las: primeiro, espreguiço-me e bocejo. Depois, caminho devagar até a mesa e, tomando o aparelho de café e uma xícara, bato um contra o outro, produzindo um ruído "tilintante" de vidro. Após isso, dou uma topada na porta e, como conseqüência, solto um grito (um quase-insulto). Pego, então, um jornal e o folheio, produzindo certas expressões em relação ao que vou lendo, como "Puuuu!! De novo?!", ou "Um a um". Por fim, fecho o jornal e bato a porta.

Após a narrativa, é pedido ao grupo que resgate a seqüência dos acontecimentos de acordo com o que puderam ouvir. Automaticamente, alguém faz o sinal de escovar os dentes. Outros falam "Caneca!", "Bateu!", "Porta!". Alguém diz: "Leu o jornal!". Outro contrapõe: "Abriu pacote!".

Do lembrado a não ser esquecido para o esquecido a ser lembrado: "dupla trama da palavra rememoradora e esquecidiça que compõe o sujeito. [...] Movimento mesmo da linguagem onde as 'coisas' só estão presentes porque não estão aí como tais, mas ditas em sua ausência" (Gagnebin, 1994, p. 5).

Será válido considerar as mais diferentes formas do agir e do dizer, que constituem percursos possíveis para o resgate do esquecido, uma vez que este "tá lá!", como dizia Marcello, um dos integrantes do grupo, apontando para a cabeça. Imagens, como palavras de um texto a ser restituído. Intensa visualização, tão cara à arte da memória quanto à poesia ou à pintura. É preciso *ver locais, ver imagens*:

> A arte de memória é como uma escrita interna... os locais são como tábuas de cera ou papirus, as imagens como letras, o arranjo e a disposição de imagens, como o

script e a fala, a recitação, como a leitura... Os lugares permanecem na memória e podem ser usados novamente, muitas vezes [...]. (Yates *apud* Smolka, 2000, p. 171)

Na cena "Imagens sonoras", chama a atenção o primeiro gesto, o de escovar os dentes, aparentemente fora de contexto uma vez que em nenhum momento foi produzido algum som que lembrasse esse ato. Entretanto, é fácil perceber o quanto, na verdade, essa percepção está contextualizada com a narrativa, pois que o gesto pode significar um momento anterior ou o período do dia em que ocorrem os fatos. É de notar, ainda, que de maneira geral os sons são capazes de suscitar imagens, de fatos ou objetos, contidos no relato do grupo. E gestos, como sons desenhados no espaço, permitem vislumbrar imagens e ações significativas, ou seja, imagens como palavras.

Conclusão

Os estudos epidemiológicos realizados no Brasil são ainda muito escassos, principalmente os relacionados a questões cerebrais, como acidentes vasculares cerebrais (AVCs) e traumatismos cranioencefálicos (TCEs). Entretanto, os dados evidenciam maior incidência do problema na faixa etária entre 20 e 49 anos e, sobretudo, acima dos 50 anos de idade. As porcentagens variam de acordo com a causa da lesão.

Tanto a afasia quanto outros transtornos cognitivos decorrentes de lesão traumática ou vascular podem melhorar, em maior ou menor grau, dependendo de vários fatores, entre eles a idade (quanto mais jovem, maior e mais rápida a melhora) e a natureza da lesão (há lesões que melhoram mais que outras). Outros fatores estão ligados a questões biológicas como a diminuição da inflamação, a ação das células de defesa, a formação de novos vasos sanguíneos e o rearranjo funcional dos neurônios.

Como se sabe, uma pessoa que se torna afásica passa a conviver com variados graus de dificuldades para se expressar e se comunicar. O comprometimento pode recair sobre a sua capacidade de compreensão, de elaboração da própria fala, de lembrar o nome das coisas, de compreender ou produzir a escrita. Para maior dimensão do problema, será de inestimável contribuição lembrar a relação entre pensamento e palavra, o que, conforme acepção de Vygotsky (1995, p. 108), se dá como produto do desenvolvimento histórico da consciência humana, e não como condição prévia para ele:

> O pensamento não é simplesmente expresso em palavras; é por meio delas que ele passa a existir. Cada pensamento tende a relacionar alguma coisa com outra, a estabelecer uma relação entre as coisas. [...] Uma análise da interação do pensamento e da palavra deve começar com uma investigação das fases e dos planos diferentes que um pensamento percorre antes de ser expresso em palavras.

Ao que tudo indica, porém, na maioria dos casos de afasia não haveria de fato uma perda definitiva da palavra e, muito menos, uma incapacidade de comunicação. Ao conviver com tais distúrbios, que tantos prejuízos causam à linguagem, é possível perceber que a pessoa não está irremediavelmente destituída da fala, e sim com uma dificuldade de articulação da palavra, seja no âmbito do pensamento e da composição das idéias como na sua expressão por meio da linguagem verbal. Portanto, a principal perspectiva de melhora se dará, sem dúvida, de acordo com sua capacidade em conviver com as novas condições, o que incide basicamente na busca e elaboração de diferentes práticas de relação com o mundo.

Nesse âmbito está, sem dúvida, o papel que um programa adequado de atividades teatrais pode exercer e que, por diversas vezes, pudemos presenciar em nossas sessões de trabalho. O exemplo de Silvia (pág. 107) e tantos outros aqui relatados demonstram que, com base em estímulos proporcionados pelos exercícios, é bem possível influenciar o estado de atenção e a capacidade de interlocução imediata de um afásico. Além disso, conseqüências indiretas podem resultar de tais vivências, já que o indivíduo passa a perceber-se mais seguro com relação a seu potencial expressivo. Mas isso não porque tenha necessariamente recuperado sua capacidade cognitiva ou o pleno poder de articulação verbal, e sim por haver descoberto novas vias de expressão, o que naturalmente o fará sentir-se melhor e socialmente mais integrado.

Sendo próprio do ser humano adequar-se, a maioria dessas pessoas acaba por buscar e descobrir formas alternativas de vida, de expressão e de comunicação. Podem, sem dúvida, descobrir nas limitações de articulação das palavras novos meios para a expressão do pensamento. A arte do teatro nos ensina que, por vezes, aquilo que evidencia uma suposta ausência da palavra, como a intermitência, a hesitação, ou mesmo uma certa dubiedade ao falar, está, na verdade, preenchido de significações e constitui forte recurso expressivo, imbuído de uma natural característica dramática e de alternativas à expressão verbal direta.

Os exercícios dramáticos a serem praticados podem ser buscados tanto em obras específicas quanto criados no contexto do próprio grupo, de acordo com as características de seus integrantes. É importante que nunca se subestime a capacidade das pessoas nem que se atue de maneira excessivamente protecionista, com o intuito de evitar que elas deparem com uma possível incapacidade. Sendo uma das características de grande parte das pessoas afásicas, sobretudo das recém-lesionadas, sua instabilidade diante dessa nova condição, será de grande importância fazê-las compreender que, para quase tudo, há alternativas. Assim, mesmo num ritmo diferente, as coisas podem acontecer. Então, o termo "incapacidade" pode aqui ser substituído por "dificuldade", o que torna as coisas bem mais simples. Ao contrário de deprimir ou constranger, deparar com dificuldades pode ser uma oportunidade para superá-las ou diminuí-las. Enfim, sempre que possível, valerá a pena investir em atividades que proponham pequenos desafios que, com o tempo, podem se tornar menores.

Ainda que se possa fazer diferente, mostra-se mais propício e proveitoso que as atividades teatrais com pessoas afásicas sejam desenvolvidas em grupo. Isso se deve ao fato de ser num grupo que se pode contemplar grande parte das características e necessidades das afasias, sendo que na percepção, na interação e na reflexão com e sobre o outro está um ótimo expediente para que o sujeito opere também sobre si mesmo. Além disso, ao atuar dramaticamente, o indivíduo coloca-se como centro das atenções, exibindo não outra coisa que apenas a si próprio. Essa simples intervenção permite o acontecimento (performance) e, uma vez em cena, ele interage, seja com um companheiro, com um objeto, com o espaço ou diretamente com a própria assistência. Nessas interações haverá graus diferenciados de engajamento, ocorrendo até mesmo momentos em que o sujeito mais observa do que é observado. E, sobretudo no caso de pessoas afásicas, é justo notar que a prática da observação ativa – estimulada pela percepção – ganha maior importância, pois que incide de maneira fundamental sobre o exercício cognitivo.

De Marinis (1987) sugere dois diferentes níveis de recepção, sendo que o primeiro seria o nível extratextual do receptor real, empírico, que consiste em estratégias de leitura ativadas durante a compreensão do texto ou da cena. O segundo, denominado nível intratextual do receptor implicado – hipotético, ideal, virtual –, compreende estratégias inseridas no próprio texto-cena, de modo a dar-lhe uma interpretação preconcebida. A esses níveis, o autor relaciona os tipos de performances admitidas para o que denomina "dramaturgia do espectador": a fechada, que atuaria no nível intratextual, prevendo um tipo preciso de receptor, bem como uma bem definida demanda de "competências" para uma "correta" recepção; e a aberta, que opera no nível extratextual e não especifica nenhum tipo de receptor ou de competências. Esta última, a performance aberta, pode basear-se ainda em códigos nem sempre compartilhados pelo espectador, que terá certa liberdade de interpretação.

Portanto, mais do que a observação passiva, na qual o espectador é elemento previamente considerado como alguém a ser simplesmente conduzido (ou induzido) pela cena a determinada compreensão, mostra-se exemplar aquela atividade em que, paralelamente a essa condução, tanto o espectador quanto o ator-*performer* sejam estimulados a realizar o seu próprio percurso, fazendo conscientemente as suas opções e ressignificando para si os elementos que compõem a cena. Nesse sentido, a título de exemplificação para a presente abordagem, atividades de cunho mais subjetivo, como a criação e expressão corpóreo-vocal de cores ou de fenômenos da natureza, podem ser extremamente ricas.

Indubitavelmente, por meio de jogos e exercícios dramáticos, será bastante possível auxiliar tanto um recém-afásico em seu processo de readaptação social quanto uma pessoa que convive com as seqüelas há mais tempo, ampliando sua capacidade em lidar com os mecanismos da percepção, da expressão e da comunicação humana. Porém, para um resultado efetivo no âmbito das afasias, se faz necessária uma prática constante e transformadora, que não apenas se proponha um resgate puro e simples da palavra, mas que perceba nas condições dadas uma ocasião para a provocação, o estímulo e a criação de alternativas expressivas e de percepção do mundo. Isso significa não apenas querer aliviar o sofrimento do indivíduo, buscando a sua reinclusão social por meio dos mecanismos de fala, mas uma disposição suprema em instrumentalizá-lo por meio da apropriação de práticas que, na sua essência, pertencem também aos domínios da educação, da motricidade, da psicologia e da fonoaudiologia, entre tantos outros.

Valorizar a constituição específica de cada um, eis aí o principal auxílio que a prática do teatro pode dar. Ao colocar-se como ponte entre vida e arte, a atividade teatral solicita do indivíduo ações de observação, assimilação e intervenção, estimulando nele a descoberta de alternativas e, em decorrência, auxiliando-o na sua readaptação e reinserção social.

Ao conhecer e incorporar atividades teatrais em seu trabalho, o profissional se apossará de importante instrumento para o reconhecimento e a constituição das diferenças. E ganhará, sem dúvida, novo arsenal para uma concreta dimensão das possibilidades expressivas, afetivas e de adaptação do homem, passando a distinguir a ampla gama de fatores que compõem suas relações.

Personagens

ANDRÉ
Senhor desquitado, com cerca de 60 anos. Foi bancário durante grande parte de sua vida. Devido às grandes limitações motoras, deslocava-se em cadeira de rodas.

ÁUREA
Senhora viúva, com aproximadamente 55 anos, mãe de cinco filhos. Falava bem lentamente e tinha um grande déficit motor, necessitando de ajuda para caminhar. Desenvolvia todas as atividades sentada.

CÉLIA
Nascida em 1958, era terapeuta ocupacional. Em decorrência do AVC, passara a produzir estereotipias (repetição constante de determinados sons) para se expressar. Na época, pintava e gostava muito de dançar e cantar, especialmente a música "Carinhoso", de Pixinguinha.

CLÓVIS

Um senhor com cerca de 45 anos que, antes do acidente vascular cerebral (AVC), era especialista em "qualidade no trabalho" e viajava muito para realizar palestras. Era chagásico e falava com certa fluência. Gostava de cozinhar, cuidar dos peixes que criava em casa e também do jardim. Sua canção predileta era "What a Wonderful World", com Louis Armstrong.

EDSON

Senhor casado, com cerca de 70 anos, nascido na Bahia. A esposa o havia deixado para trabalhar no Japão. Sua maior dificuldade estava em articular as palavras devido a "um alto grau de apraxia bucofacial", na literatura médica. Foi advogado e administrador de empresas e, apesar do AVC, fez um curso de massagista, levando uma vida bastante autônoma, transitando e realizando suas tarefas, como ir a bancos, supermercados, caixa eletrônico etc. Gostava muito das serenatas de Silvio Caldas e Nelson Gonçalves.

EVA

Senhora que, em decorrência do AVC, passou a produzir "segmentos fonológicos da língua que, no entanto, muitas vezes não constituem palavras do português", segundo a literatura médica. Apesar de suas extremas dificuldades de comunicação, foi responsável por eventos memoráveis durante as atividades.

GUEDES

Senhor com 73 anos, cuja maior dificuldade estava na compreensão, não apresentando nenhum problema motor aparente. Apreciador de hipismo e da poesia de Guilherme de Almeida, teve participação breve, porém fundamental, no início dos trabalhos.

IRMA
Senhora casada, enfermeira aposentada. Apesar da baixa auto-estima que apresentava, tinha muita iniciativa, e as atividades pareciam estimulá-la a mostrar seus conhecimentos e habilidades. Mesmo sofrendo eventuais tonturas, nos exercícios gostava muito de explorar corporalmente os vários níveis espaciais.

JOÃO MANUEL
Senhor com cerca de 70 anos, descendente de portugueses. Era vendedor de papéis e, após o AVC, especializou-se em marchetaria, desenvolvendo a manufatura de pequenos objetos em madeira. Tinha o hábito de ler jornais diariamente. Residia em São Paulo, de onde vinha toda semana a Campinas, dirigindo o próprio carro.

LAURO
Rapaz solteiro, nascido em 1973. Sofrera um acidente ainda aos 17 anos. Falava com bastante lentidão, brincava muito e vendia balas aos demais. Acabou por abandonar o grupo, ao que parece, em função de sua dificuldade em chegar ao *campus* da Universidade.

MARCELLO
Com cerca de 70 anos, nasceu na Itália, mas criou-se no sul da França, região de imigrantes italianos. Desde os 20 anos vivia no Brasil, tendo se casado com uma brasileira. Aos

36 anos sofrera um AVC. Muito culto, gostava de geografia, recorrendo muito a mapas a fim de se comunicar. Cultivava hortaliças e produzia temperos em sua casa. Era um dos mais antigos integrantes do grupo.

MARTA

Solteira, com cerca de 50 anos, era recém-aposentada como agente de turismo quando sofreu um AVC. Tinha forte personalidade e buscava garantir sua autonomia contra o desejo da família. Era impaciente, sobretudo ao esbarrar na dificuldade que tinha em dizer as palavras certas, sem trocá-las. Gostava muito de ir à praia e lutava para tirar sua carteira de habilitação.

NEUSA

Senhora com pouco mais de 40 anos. Residente numa cidade da região de Campinas, uma de suas maiores preferências era ver TV. Além de bastante assídua no grupo, participava de diversas outras atividades.

PEDRO

Senhor solteiro, funcionário público, nascido em 1935. Usava sempre um chapéu ou boina, e bengala. Tinha dificuldade razoável para caminhar e era, então, um dos mais antigos integrantes do grupo.

SILVIA

Senhora casada, mãe de quatro filhos, com idade em torno de 60 anos. Viveu e trabalhou grande parte de sua vida na zona rural. Descendente da primeira geração de imigrantes, teve como língua materna o japonês. Sempre que possível, cantava-nos canções naquele idioma e também "Asa branca", de Luiz Gonzaga.

ZÉ CARLOS
Senhor casado, nascido em 1949, pai de três filhas (sendo que a caçula nasceu dois anos depois de seu AVC). Já afásico, ocupou-se temporariamente da colheita de legumes na chácara da família e, finalmente, com a esposa, abriu uma banca de jornal num lugar próximo a sua residência. Engenheiro, chegou a projetar a meu pedido um salão multifuncional para ensaios e apresentações de teatro. Adorava futebol e uma de suas paixões era o Guarani Futebol Clube.

Referências bibliográficas

ALMEIDA, Márcio Aurélio Pires. *O encenador como dramaturgo: a escrita poética do espetáculo*. 1995. Tese (Doutorado em Artes) – Escola de Comunicação e Artes (ECA), Universidade de São Paulo (USP), São Paulo.

ARTAUD, Antonin. *O teatro e seu duplo*. São Paulo: Martins Fontes, 1993.

ARTIOLI, Umberto. "Poetiche teatrali del novecento". In: CRUCIANI, Fabricio. *Civiltà teatrale nel XX secolo*. Bolonha: Società Editrice Il Mulino, 1986, p. 43-61.

ASLAN, Odete. *O ator no século XX*. São Paulo: Perspectiva, 1994.

BAKHTIN, Mikhail. *Estética da criação verbal*. São Paulo: Martins Fontes, 2000.

BATTCOCK, Gregory. *A nova arte*. São Paulo: Perspectiva, 1975.

BENJAMIN, Walter. *Magia e técnica, arte e política*. São Paulo: Brasiliense, 1986.

BENTIVOGLIO, Lionetta. *Il Teatro di Pina Bausch*. Milão: Ubulibri, 1991.

BOAL, Augusto. *Teatro do oprimido e outras poéticas políticas*. Rio de Janeiro: Civilização Brasileira, 1983.

_____. *Técnicas latino-americanas de teatro popular – Uma revolução copernicana ao contrário*. São Paulo: Hucitec, 1984.

BRECHT, Bertolt. *Teatro dialético*. Rio de Janeiro: Civilização Brasileira, 1967.

_____. *Estudos sobre teatro*. Rio de Janeiro: Nova Fronteira, 1978.

BRISSET, Dennis & EDGLEY, Charles. *Life as Theatre: a Dramaturgical Sourcebook*. Nova York: Aldine de Gruyter, 1990.

BROOK, Peter. *O teatro e seu espaço*. Petrópolis: Vozes, 1970.

_____. "Mensonge et Superbe Adjectife". *Le Masque – Du Rite au Théâtre*. Cidade: CNRS, 1988a.

_____. *Il punto in movimento: 1946–1987*. Milão: Ubulibri, 1988b.

BURNIER, Luís Otávio. *A arte de ator: da técnica à representação*. Campinas: Unicamp, 2001.

CAMPBELL, Joseph. *O herói de mil faces*. São Paulo: Cultrix/Pensamento, 1988.

CASSIRER, Ernst. *Introducción a una filosofia de la cultura*. México: Fondo de Cultura Económico, 1967.

CHEBABI, Wilson. "Corpo e psicanálise". In: VILLAÇA, Nízia et al. (orgs.). *Que corpo é esse?* Rio de Janeiro: Mauad, 1999, p. 76-85.

COFFINET, Philippe. "L'homme qui ne savais plus parler". *Art, Langage, Cerveau: Colloque de Mouans-Sartoux*. Genève-Bruxelles-Paris: Factuel, 2001, p. 11-22.

CORRAZE, Jacques. *As comunicações não-verbais*. Rio de Janeiro: Zahar. 1982.

COUDRY, Maria Irma Hadler. *Diário de Narciso*. São Paulo: Martins Fontes, 1988.

COUDRY, Maria Irma Hadler & MORATO, Edwiges Maria. "A ação reguladora da interlocução e de operações epilingüísticas sobre objetos lingüísticos". In: ORLANDI, Eni & GERALDI, João Wanderley (orgs.). "O discurso e suas análises". In: *Cadernos de Estudos Lingüísticos*. Campinas: Unicamp/IEL, 1988.

COURTNEY, Richard. *Jogo, teatro e pensamento*. São Paulo: Perspectiva, 1980.

DAMÁSIO, António R. *O erro de Descartes: emoção, razão e o cérebro humano*. São Paulo: Companhia das Letras, 1996.

DE MARINIS, Marco. "Dramaturgy of the Spectator". *The Theatre Drama Review*, Nova York, v. 31, n. 2 (T114), p. 100-4, verão 1987.

DUCHAMP, Marcel. "O ato criador". In: BATTCOCK, Gregory. *A nova arte*. São Paulo: Perspectiva, 1975.

DUPONTHIEUX, Mireille. La représentation. Paris: Hachette Livre, 2001.

ELIADE, Mircea. *Mito do eterno retorno*. São Paulo: Mercuryo, 1992.

ELIAS, Norbert. *O processo civilizador: uma história dos costumes*. Rio de Janeiro: Jorge Zahar, 1994. v. I e II.

ESSLIN, Martin. *Uma anatomia do drama*. Rio de Janeiro: Zahar, 1978.

FERNANDES, Silvia & GUINSBURG, Jacó (orgs.). *Um encenador de si mesmo: Gerald Thomas*. São Paulo: Perspectiva, 1996.

FOUCAULT, Michel. *Vigiar e punir*. 6.ed. Petrópolis: Vozes, 1987.

GAGNEBIN, Jeanne Marie. *Sete aulas sobre linguagem, memória e história*. Rio de Janeiro: Imago, 1997.

_____. *História e narração em Walter Benjamin*. São Paulo: Perspectiva, 1994.

GALIZIA, Luís Roberto. *Os processos criativos de Robert Wilson*. São Paulo: Perspectiva, 1996.

GALVÃO, Izabel. *Henri Wallon: uma concepção dialética do desenvolvimento infantil*. Petrópolis: Vozes, 2000.

GIRARD, Gilles; OUELLET, Réal & RIGAULT, Claude. *O universo do teatro*. Coimbra: Livraria Almedina, 1980.

GÓES, Maria Cecília de. "A natureza social do desenvolvimento psicológico". *Caderno Cedes* 24, Campinas, p. 21-9, 2000a.

_____. "A formação do indivíduo nas relações sociais: contribuições teóricas de Lev Vigotski e Pierre Janet". In: *Educação e Sociedade*, Campinas, n. 71, Campinas, p. 116-31, 2000b

GOFFMAN, Erving. *A representação do eu na vida cotidiana*. Petrópolis: Vozes, 1996.

_____. *Estigma*. Rio de Janeiro: Zahar, 1975.

GOMBRICH, Ernst Hans Josef. *História da arte*. 16. ed. Rio de Janeiro: LTC, 1999.

GROTOWSKI, Jerzy. "Textos diversos recolhidos". In: *Máscara – Cuaderno Iberoamericano de Reflexión sobre Escenologia*, México, ns. 11 e 12, out. 1996, p. 4-79.

GUINSBURG, Jacó et al. *Semiologia do teatro*. São Paulo: Perspectiva, 1988.

HAMILTON, Edith. *Mitologia*. São Paulo: Martins Fontes, 1995.

HEGEL, Georg Wilhelm. *Os pensadores*. São Paulo: Nova Cultural, 1988.

HOLANDA FERREIRA, Aurélio Buarque de. *Novo Dicionário da Língua Portuguesa*. 1. ed. Rio de Janeiro: Nova Fronteira, 1975.

JOYCE, James. *Um retrato do artista quando jovem*. Rio de Janeiro: Civilização Brasileira, 1987.

LE BRETON, David. *L'adieu au corps*. Paris: Métailié, 1999.

LE GOFF, Jacques. *História e memória*. Campinas: Unicamp, 1996.

LURIA, Aleksandr Romanovich. *Fundamentos de neuropsicologia*. Rio de Janeiro: LTC, 1984.

_____. *A mente e a memória*. São Paulo: Martins Fontes, 1999.

MAFFESOLI, Michel. *A conquista do presente*. Rio de Janeiro: Rocco, 1984.

MAGALDI, Sábato. *Introdução ao teatro*. São Paulo: Ática, 1986.

MORATO, Edwiges Maria. "Significação e neurolingüística". In: DAMASCENO, Benito Pereira & COUDRY, Maria Irma Hadler (edits.). *Temas em neuropsicologia e neurolingüística*. São Paulo: Tec Art, 1995. Série de Neuropsicologia. v. 4.

_____. "O Centro de Convivência de Afásicos (CCA) como prática discursiva". Simpósio do IV Congresso Brasileiro de Neuropsicologia, Rio de Janeiro, 1999.

MORATO, Edwiges Maria; CAMERIN, Ida M. Dal Pozzo. *Centro de Convivência de Afásicos (CCA) e práticas discursivas*. Projeto Fapesp n. 99/07055-6, 2001.

MOUNIER, Catherine. *Devenir Comédien. Les Voies de la Création Théâtrale*, Paris, n. IX, p. 15-31, 1981.

MOUSSINAC, Leon. *História do teatro: das origens aos nossos dias*. Amadora: Bertrand, s/d.

NOVAES, Maria Helena. *Psicologia da criatividade*. Rio de Janeiro: Vozes, 1971.

NOVAES-PINTO, Rosana. *A contribuição de um estudo discursivo para uma análise crítica das categorias clínicas*. Tese (Doutorado em Lingüística) – Instituto de Estudos da Linguagem (IEL), Universidade Estadual de Campinas (Unicamp), Campinas, São Paulo, 1999.

NUNES, Benedito. *Introdução à filosofia da arte*. São Paulo: Ática, 1989.

OLIVEIRA, Marta Kohl de. *Vygotsky: aprendizado e desenvolvimento, um processo sócio-histórico*. São Paulo: Scipione, 1999.

PALOTTINI, Renata. *Introdução à dramaturgia*. São Paulo: Brasiliense, 1983.

PAVIS, Patrice. *Dictionnaire du Théâtre*. Paris: Dunod, 1996.

_____. *Dicionário de Teatro*. São Paulo: Perspectiva, 2001.

PEREIRA, José R. T. *A arte do ator e o ato do afásico*. Tese de Mestrado. 2003. Faculdade de Educação, Universidade de Campinas, Campinas, São Paulo.

PINO, Angel. "O social e o cultural na obra de Lev S. Vigotski". *Educação e Sociedade*, Campinas, n. 71, p. 45-78, 2000.

_____. *O conceito de cultura*. Faculdade de Educação, Universidade Estadual de Campinas (Unicamp), Campinas, SP, 2002.

PLAZA, Julio. *A imagem digital: crise dos sistemas de representação*. 1991. Tese em Livre-docência – Escola de Comunicação e Artes (ECA), Universidade de São Paulo (USP), São Paulo.

POLITZER, Georges. *Crítica dos fundamentos da psicologia II*. Lisboa: Presença, 1973.

PONZIO, Jacques et al. *O afásico: convivendo com a lesão cerebral*. São Paulo: Santos, 1995.

PORTER, Roy. "História do corpo". In: BURKE, Peter. *A escrita da história: novas perspectivas*. São Paulo: Unesp, 1992, p. 291-325.

PRÓCHNO, César Camargo. *Corpo do ator: metamorfoses, simulacros*. São Paulo: Annablume, 1999.

RAPOSO, Paulo. "Performances teatrais – a alquimia dos corpos *in actu*". In: ALMEIDA, M. V. (org.). *Corpo presente: treze reflexões antropológicas sobre o corpo*. Oeiras: Celta, 1996, p. 125-140.

ROUBINE, Jean-Jacques. *A arte do ator*. Rio de Janeiro: Zahar, 1987.

_____. *A linguagem da encenação teatral*. Rio de Janeiro: Zahar, 1982.

RUFFINI, Franco. "A cultura do texto e a cultura do palco". In: BARBA, Eugenio & SAVARESE, Nicola. *A arte do ator: dicionário de antropologia teatral*. Campinas: Unicamp, 1995.

SACKS, Oliver. *Um antropólogo em Marte*. São Paulo: Companhia das Letras, 1995.

SANT'ANNA, Denise Bernuzzi (org.). *Políticas do corpo*. São Paulo: Estação Liberdade, 1995.

SANT'ANNA, Denise Bernuzzi (org.). "Corpo e história". *Cadernos de Subjetividade*. v. 3. São Paulo: PUC, 1993, p. 243-66.

SANT'ANNA, Denise Bernuzzi. "Corpo, ética e cultura". In: BRUHNS, Heloisa Turini & GUTIERREZ, Gustavo Luis (orgs.). *O corpo e o lúdico*. Campinas: Autores Associados, 2000.

SCHILDER, Paul. *A imagem do corpo*. São Paulo: Martins Fontes, 1981.

SILVA, Ana Márcia. *O corpo do mundo: reflexões acerca da expectativa de corpo na modernidade*. 1999. Tese (Doutorado Interdisciplinar em Ciências Humanas) – Centro de Filosofia e Ciências Humanas, Universidade Federal de Santa Catarina (UFSC), Santa Catarina, 1999.

_____. *Corpo, ciência e mercado: reflexões acerca da gestação de um novo arquétipo da felicidade*. Campinas: Autores Associados, 2001.

SMOLKA, Ana Luiza Bustamante. "A memória em questão: uma perspectiva histórico-cultural". *Educação e Sociedade*, Campinas, n. 71, p. 166-93, 2000.

SOARES, Carmen Lúcia. *Imagens da educação no corpo*. Campinas: Autores Associados, 1988.

SOARES, Carmen Lúcia (org.). *Corpo e história*. Campinas: Autores Associados, 2001.

SOUZA, Flávia Faissal de. *O corpo dança: con(tra)dições e possibilidades de sujeitos afásicos*. 2001. Tese de Mestrado – Faculdade de

Educação (FE), Universidade Estadual de Campinas (Unicamp), Campinas, São Paulo.

SPOLIN, Viola. *Improvisação para o teatro*. São Paulo: Perspectiva, 1979.

STANISLAVSKI, Constantin. *A preparação do ator*. Rio de Janeiro: Civilização Brasileira, 1988.

_____. *A construção da personagem*. 2. ed. Rio de Janeiro: Civilização Brasileira, 1976.

UBERSFELD, Anne. *La escuela del espectador*. Madri: ADE, 1997.

VASCONCELOS, Luis Paulo. *Dicionário de Teatro*. Porto Alegre: LP&M, 1987.

VIGOTSKI, Lev Semionovich. *A formação social da mente*. 5. ed. São Paulo: Martins Fontes, 1994.

_____. "Manuscrito de 1929: psicologia concreta do homem". *Educação e Sociedade*, Campinas, n. 71, p. 21-44, 2000.

_____. *Pensamento e linguagem*. São Paulo: Martins Fontes, 1995.

_____. *Psicologia da arte*. São Paulo: Martins Fontes, 1998.

WALLON, Henri. *Do ato ao pensamento: ensaio de psicologia comparada*. Lisboa: Moraes, 1979.

WEKWERTH, Manfred. *Diálogos sobre encenação teatral*. São Paulo: Hucitec, 1986.

SITES VISITADOS

http://www.carcasse.com/revista/delsarte/danca.htm

Publicações Eletrônicas em Medicina, Biologia e Saúde. Disponível em: <http://www.epub.org.br>.

Grupo Tempo. Disponível em: <http://www.grupotempo.com.br>.

Orange. Disponível em: <http://perso.wanadoo.fr/jerome.grondim/Aphasie.htm>.

VÍDEOS/CDS

Centro de Convivência de Afásicos (CCA). Sessões gravadas entre 1996 e 2002.

Programa *Roda Viva*. Entrevista com o doutor Oliver Sacks. TV Cultura, São Paulo, 1997.

Sete cartas para Pierina. Radionovela. Escola Livre de Teatro de Santo André, São Paulo, 2000.

IMPRESSO NA
sumago gráfica editorial ltda
rua itauna, 789 vila maria
02111-031 são paulo sp
telefax 11 **6955 5636**
sumago@terra.com.br

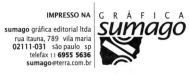